Einnässen im Kindesalter

Erscheinungsformen – Diagnostik – Therapie

Alexander von Gontard

W0060513

33 Abbildungen, davon 6 auf Farbtafeln
11 Tabellen

Georg Thieme Verlag
Stuttgart · New York

Priv.-Doz. Dr. Alexander von Gontard
Klinik und Poliklinik für Psychiatrie
und Psychotherapie des Kindes- und
Jugendalters
Universität zu Köln
Robert-Koch-Straße 10
50931 Köln

*Die Deutsche Bibliothek –
CIP-Einheitsaufnahme*

Gontard, Alexander /von:
Einnässen im Kindesalter : Erscheinungsformen –
Diagnostik – Therapie ; 11 Tabellen / Alexander von
Gontard. – Stuttgart ; New York : Thieme, 2001

Wichtiger Hinweis: Wie jede Wissenschaft ist die Medizin ständigen Entwicklungen unterworfen. Forschung und klinische Erfahrung erweitern unsere Erkenntnisse, insbesondere was Behandlung und medikamentöse Therapie anbelangt. Soweit in diesem Werk eine Dosierung oder eine Applikation erwähnt wird, darf der Leser zwar darauf vertrauen, dass Autoren, Herausgeber und Verlag große Sorgfalt darauf verwandt haben, dass diese Angabe **dem Wissensstand bei Fertigstellung des Werkes** entspricht.

Für Angaben über Dosierungsanweisungen und Applikationsformen kann vom Verlag jedoch keine Gewähr übernommen werden. **Jeder Benutzer ist angehalten,** durch sorgfältige Prüfung der Beipackzettel der verwendeten Präparate und gegebenenfalls nach Konsultation eines Spezialisten festzustellen, ob die dort gegebene Empfehlung für Dosierungen oder die Beachtung von Kontraindikationen gegenüber der Angabe in diesem Buch abweicht. Eine solche Prüfung ist besonders wichtig bei selten verwendeten Präparaten oder solchen, die neu auf den Markt gebracht worden sind. **Jede Dosierung oder Applikation erfolgt auf eigene Gefahr des Benutzers.** Autoren und Verlag appellieren an jeden Benutzer, ihm etwa auffallende Ungenauigkeiten dem Verlag mitzuteilen.

© 2001 Georg Thieme Verlag
Rüdigerstraße 14
D-70469 Stuttgart
Unsere Homepage: http://www.thieme.de

Printed in Germany

Zeichnungen: Helmut Holtermann, Dannenberg
Umschlagentwurf: Thieme Marketing
Satz und Druck: Gulde-Druck GmbH, Tübingen

ISBN 3–13–128141–3   1 2 3 4 5 6

Vorwort

Wegen der hohen Prävalenz im Kleinkindesalter, wird das Einnässen als Störung erst ab dem Alter von 5 Jahren definiert. Im Schulkindesalter handelt es sich um eine der häufigsten Störungen und ist mit einem hohen Leidensdruck für Kinder und Eltern verbunden. Immer noch ranken sich viele Vorurteile um das Einnässen, sodass oft Kinder nicht oder mit wenig effektiven Behandlungsmethoden therapiert werden.

In den letzten Jahrzehnten ist eine Fülle von empirischen Untersuchungen durchgeführt worden, die ein zunehmend differenziertes Bild des Einnässens und seiner Behandlungsmöglichkeiten aufzeigt. Dabei wird deutlich, dass es sich um ein komplexes Miteinander von somatischen und psychischen Faktoren handelt, die für das individuelle Kind und die spezifische Einnässform differenziert gesehen werden müssen. Als „psychophysiologisches" Phänomen werden einseitige psychogene oder somatische Auffassungen dem Einnässen nicht gerecht.

Schwerpunktmäßig beschäftigen sich drei medizinische Fachgebiete mit dem Einnässen, nämlich die Kinderurologie, die Pädiatrie und die Kinderpsychiatrie sowie die Kinderpsychologie und -psychotherapie. Die jeweiligen Ansätze stellen ergänzende, sich nicht ausschließende Zugangsweisen dar, die für das jeweilige Kind integriert werden müssen. Das Kind kann dabei von jeder Berufsgruppe behandelt werden, die genügend Zeit und Verständnis aufbringt und sich an den empirisch gültigen Kriterien orientiert – was im Englischen als „good doctering" bezeichnet wird. Es wäre dabei wünschenswert, wenn jedes Kind – unabhängig von der betreuenden Institution oder Berufsgruppe – eine ähnliche Behandlung erfährt, weswegen in den letzten Jahren die Notwendigkeit von Leitlinien erkannt wurden.

Da beim Einnässen (vor allem tags) körperliche Ursachen ausgeschlossen werden müssen, sollte jedes Kind ärztlich untersucht werden. In vielen Fällen ist der erste Ansprechpartner der Kinderarzt, der das Kind häufig seit dem Neugeborenenalter kennt. Bezogen auf das junge Alter, sollten alle notwendigen Untersuchungen durchgeführt, aber wegen der hohen spontanen Rückbildungsrate und guten Behandelbarkeit invasive

Verfahren zurückhaltend und nur bei besonderer Indikation eingesetzt werden. Die Behandlung sollte, bis auf wenige Ausnahmen, immer symptomorientiert sein. Wenn allerdings eine weitergehende psychische Problematik vorliegt, können bei einigen Kindern spezifische kinderpsychiatrische Interventionen und psychotherapeutische Maßnahmen indiziert sein.

Meine persönliche Beschäftigung mit dem Thema wurde durch eine zufällige Begegnung 1991 mit Herrn Prof. Dr. Hermann Olbing (Universitätskinderklinik Essen, emeritiert) bei einem Kongress initiiert, bei dem er mir von seinen Untersuchungen zu verschiedenen Formen des Einnässens berichtete. Da diese Ergebnisse damals von der Pädiatrie noch wenig und von der Kinderpsychiatrie gar nicht rezipiert waren, nahm ich mir vor, diese Zugangsweisen empirisch zu überprüfen. Aufgrund der bisherigen Ausbildung in Genetik, Kinderheilkunde, Kinder- und Jugendpsychiatrie und -psychotherapie, schienen mir die fachlichen Voraussetzungen für ein so interdisziplinäres Thema gegeben zu sein.

Großzügig wurde ich dabei von Herrn Prof. Olbing unterstützt, der mich an seinen Erfahrungen und seinem Wissen direkt hat teilhaben lassen. Viele Ansichten des Buches widerspiegeln somit die Erfahrungen der „Essener Schule". Im Rahmen des Kontaktes mit den Mitarbeitern der Universitätskinderklinik Essen entwickelte sich eine fachliche und persönliche Freundschaft zu Herrn PD Dr. Bernhard Lettgen (Chefarzt der Kinderklinik Darmstadt), der freundlicherweise das Manuskript bezüglich der pädiatrischen Daten überprüft hat. Beiden gebührt mein größter Dank.

An der Klinik für Kinder- und Jugendpsychiatrie der Universität zu Köln wurde 1993 dank der freundlichen Unterstützung von Herrn Prof. Dr. Gerd Lehmkuhl eine Spezialambulanz für einnässende Kinder aufgebaut, die sich von bescheidenen Anfängen zu einer Sprechstunde mit mehreren hundert Kindern pro Jahr entwickelt hat. Ohne die aktive Mithilfe von vielen Doktoranden und ärztlichen Kollegen über die Jahre wäre dieses nicht möglich gewesen. So möchte ich u.a. danken: B. Benden, M. Sonnenschein, R. Rassouli, E. Jörissen, I. Schmitz, P. Cremer, K. Ehlert-Spekker; von den ärztlichen Mitarbeitern: M. Wessel-Ellermann, K. Mauer-Mucke, F. Güls, E. Hollmann, C. Spannaus, D. Schmelzer und S. Seifen. Neben mehreren umschriebenen Forschungsprojekten wurde die Arbeit zweimal von der Deutschen Forschungsgemeinschaft (DFG) unterstützt. Besonders bereichernd entwickelte sich dabei die Zusammenarbeit mit Drs. S. Rittig und H. Schaumburg, Universität Aarhus, sowie Dr. H. Eiberg, Universität Kopenhagen, zur Genetik der Enuresis nocturna.

Die Anregung zu diesem Buch verdanke ich Herrn Prof. Dr. G. Nissen (Universitätsklinik für Kinder- und Jugendpsychiatrie, Würzburg, emeritiert) und Herrn Prof. Dr. M.H. Schmidt (Zentralinstitut für Seelische Gesundheit, Mannheim) bei der Verleihung des „Hermann-Emminghaus-Preises" 1997. Basierend auf der Habilitationsarbeit sollte eine praxisorientierte Monografie entstehen, die zwar wissenschaftlich fundiert, dennoch von einer breiten Leserschaft in der täglichen Arbeit mit ihren Patienten verwendet werden könnte und auch für interessierte Eltern lesbar sein sollte. Das ursprüngliche Manuskript wurde während stürmischer Herbstferien auf der Insel Juist zusammengestellt. Im Rahmen der Konsolidierung im Verlagswesen nahm es eine Odyssee über den Barth (Leipzig) und Hüthig Verlag (Heidelberg) und landete beim Thieme Verlag (Stuttgart), wo es nach einer Aktualisierung durch Herrn Kraemer optimal betreut wurde.

Schließlich möchte ich allen einnässenden Kindern und ihren Familien danken, durch die ich im Laufe der Jahre viel gelernt habe und immens bereichert wurde. Zuletzt möchte ich meiner Frau Frigga für ihre liebevolle Unterstützung und unseren Kindern Julian und Frederike für ihre Nachsicht mit ihrem Vater danken, für den sie den Namen „Pipiloge" erfanden.

Alexander von Gontard   Köln, Oktober 2000

Inhaltsverzeichnis

1 Einleitung

1.1 Historischer Rückblick

Enuresis, definiert als ein unwillkürliches Einnässen ab dem Alter von 5 Jahren, war zu allen Zeiten für Kinder und Eltern eine emotional belastende Symptomatik.

Beeindruckend ist noch heute der autobiographische Bericht des englischen Schriftstellers George Orwell (1903–1950), der im Alter von 8 Jahren zwei Wochen nach Aufnahme in ein Internat wieder einnässte und deswegen gedemütigt und geschlagen wurde (Orwell 1989):

„Damals aber sah man so etwas als ein widerliches Vergehen an, welches das Kind mit Absicht beging und wofür es nur eine Abhilfe gab: Schläge. Mir allerdings musste erst gar nicht gesagt werden, dass es ein Vergehen ist: Nacht für Nacht betete ich mit einer Inbrunst, die ich vorher in meinen Gebeten nie erreicht hatte:" Bitte, lieber Gott, lass mich nicht ins Bett machen!" Aber dies wirkte sich so gut wie gar nicht aus: In manchen Nächten passierte es, in anderen nicht. Es geschah weder absichtlich noch bewusst. … Diese Verzweiflung, dieses Gefühl grausamer Ungerechtigkeit, wenn ich allen meinen Gebeten und guten Vorsätzen zum Trotz wieder inmitten feuchtkalter Bettlaken aufwachte! Es gab überhaupt keine Möglichkeit zu verbergen, was ich angestellt hatte … Teils weinte ich aus echter Reue, aber zum Teil aus einem tieferen Gram heraus, der typisch für die Kindheit, aber nicht leicht zu beschreiben ist: Es ist ein Gefühl der verzweifelten Einsamkeit und Hilflosigkeit, des Eingeschlossenseins nicht nur in einer feindlichen Umwelt, sondern in einer Welt von Gut und Böse, in der die Regeln so waren, dass man sie tatsächlich nicht einhalten konnte."

Ohne Zweifel leiden die meisten Kinder unter dem Einnässen. Zwei Drittel der Eltern einer Studie meinten, dass sie selber durch das Einnässen belastet seien und die Hälfte, dass ihre Kinder darunter litten (Foxman et al. 1986). Sehr viel genauer können Kinder direkt über ihr Empfinden Auskunft geben (Butler 1987). Wenn man z.B. Kinder zeichnen lässt, wie sie sich nach einer nassen Nacht fühlen, wurden in ihren Bildern bei 42% eine traurige Mimik, bei 48% eine traurige Stimmung und bei 25% eine traurige Gestik deutlich (von Gontard 1999d) (Abb. **1** u. **2**, Abb. **3** s. Farbtafel I). Wenn man sie direkt in einem Interview befragt, geben 70% an, dass das Einnässen für sie

Nachteile einbringt. So leiden sie darunter, dass sie nicht bei Freunden übernachten können, haben Angst vor Schulausflügen; sie schämen sich oder sind verärgert; sie fühlen sich „anders" als andere Kinder und versuchen, das Einnässen zu

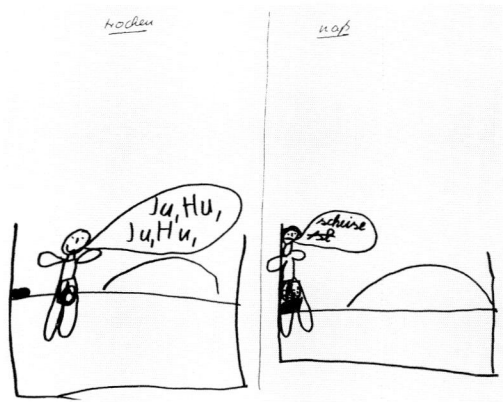

Abb. **1** Bilder nach einer trockenen und nach einer nassen Nacht: Dieser Junge gibt seinen Gefühlen einen verbalen Ausdruck (die trockene und die nasse Nacht sind offensichtlich); zusätzlich ist rechts die Hose nass und der Mundausdruck traurig.

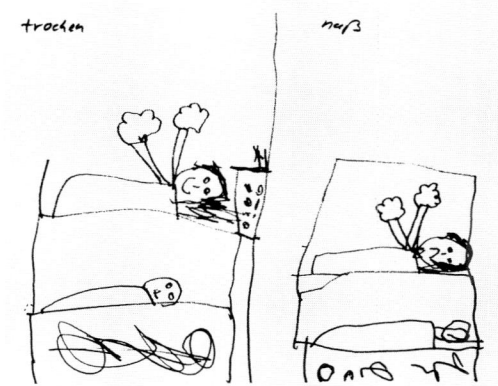

Abb. **2** Obwohl der körperliche Ausdruck ähnlich ist, zeigt das rechte Bild (nach der nassen Nacht) Unterschiede: Die Person und das Etagenbett sind kleiner gezeichnet, der Mund ist nach unten verzogen und das Geschwisterkind hat kein Gesicht.

verheimlichen; sie finden, dass das Bett sich unangenehm anfühlt und leiden unter den direkten Konsequenzen, wie duschen zu müssen oder Bestrafungen. Nur eine kleine Minderheit (5%) sieht irgendwelche Vorteile im Einnässen – sie empfinden die Feuchtigkeit als angenehmes Gefühl und genießen eine vermehrte mütterliche Zuwendung. Auch in repräsentativen bevölkerungsbezogenen Studien war das Selbstwertgefühl von einnässenden Kindern signifikant niedriger als bei Kontrollen (Hägglöf et al. 1996).

Zu allen historischen Epochen hat das Leiden von Kindern, die nach einem bestimmten Alter einnässten, z.T. einfühlsame, z.T. harsche Reaktionen von Eltern und anderen Helfern ausgelöst. Häufig werden die ersten therapeutischen Empfehlungen von vor 3500 Jahren aus dem alten Ägypten zitiert (Glicklich 1951). Über lange Perioden der magischen und humoralen Vorstellungen zur Ätiologie und Pathogenese der Enuresis nahmen seit dem 19. Jahrhundert organbezogene, anatomische oder psychogene Theorien den Vorrang ein.

Einnässen wurde *im 19. Jahrhundert* als ein absichtliches Vergehen des Kindes interpretiert, das wie die kindliche Onanie mit harten Strafen beantwortet wurde – wie in dem Bericht von George Orwell verdeutlicht wird (von Gontard 1988). Dies widerspiegelt die hohe emotionale Bedeutung von „Kontinenz" und Triebkontrolle für das viktorianische Zeitalter, sodass neben den wenigen wissenschaftlichen Behandlungsmethoden überwiegend strenge, „sadistische" Maßnahmen eingesetzt wurden (Glicklich 1951):

Um das Einnässen zu vermeiden, wurden Entzündungen im Sakralbereich gesetzt; um Schlaf in Rückenlage zu verhindern, wurde ein Band mit einer Stahlspitze umgebunden; auf einem speziellen Holzapparat wurde der Penis in einem 45°-Winkel festgebunden, um zu verhindern, dass Urin in die hintere Urethra floss; die Urethra wurde mechanisch dilatiert und mit Silbernitrat kauterisiert; bei Mädchen wurden Gummiballons in die Vagina eingeführt und aufgeblasen, um durch Kompression der Urethra und des Blasenhalses den Urinaustritt zu verhindern, während für Jungen Apparate konstruiert wurden, die rektal die Prostata komprimieren sollten; es wurden Elektrostimulationen im Genitalbereich vorgenommen; der Penis wurde bandagiert bis zu nekrotischen Veränderungen, ein Autor schlug sogar einen Ausguss mit Kollodium im Vorhautbereich vor, um den Urinaustritt zu verhindern.

Erst im 20. Jahrhundert setzte sich ein Verständnis für das Leiden des Kindes und eine empirische Erforschung der Enuresis durch. Mit der Lerntheorie

und Verhaltenstherapie wurden die effektivsten Behandlungsmethoden der Enuresis nocturna entwickelt, die noch heute die wichtigste Komponente in der Behandlung der Enuresis nocturna darstellt (Mowrer u. Mowrer 1938).

Der Psychoanalyse ist zu verdanken, dass sie die subjektive Sicht des Kindes in den Vordergrund rückte und ein psychogenes Modell zur Genese entwickelt wurde, das sowohl bewusste wie auch unbewusste Faktoren berücksichtigte. So wurde die Enuresis als ein Ersatzsymptom für verdrängte Sexualität, als ein Symptom unbewusster Ängste und als ein Ausdruck versteckter Aggression gegenüber den Eltern aufgefasst (Mowrer u. Mowrer 1938). Obwohl diese Annahmen durch empirische Untersuchungen widerlegt werden konnten, haben sie sich bis heute bei vielen Autoren, Therapeuten und auch Ärzten gehalten. So stand noch vor wenigen Jahren in einem Elternratgeber von Szonn (1992) wörtlich: „In jedem Fall aber handelt es sich um verdrängte Konflikte, wenn ein Kind zum Bettnässer wird", „unbewußte und unbewältigte Probleme der Eltern ... können als die wesentlichste Ursachen für das Bettnässen der Kinder angesehen werden" und „das Bettnässen gehört zu den regressiven Verhaltensweisen", d.h., es wird ein Rückgriff auf eine frühere Entwicklungsstufe impliziert. Deshalb stellt nach psychoanalytischer Sicht eine ausschließliche Behebung des Symptoms keine Heilung dar, sondern führt zu Rückfällen oder Symptomverschiebung (Kemper zit. nach Jürgens-Jahnert 1996).

1.2 Enuresis als psychophysiologische Störung

Diese Annahmen zur reinen Psychogenese der Enuresis sind durch neuere empirische Untersuchungen nicht haltbar. Folgende Argumente sprechen dagegen:

1. Häufig wurden von einzelnen, hochselektierten Fällen auf allgemeine Zusammenhänge geschlossen.
2. Die Enuresis ist eine heterogene Störung, die klinisch und ätiologisch unterschiedliche Subformen der „Enuresis" und „Harninkontinenz" umfasst. Selbst die traditionelle Einteilung nach Tageszeit (tags, nachts und kombiniert tags/nachts) und trockenem Intervall (primär und sekundär) ist nicht ausreichend.

3. Bei den Einnässformen wirken genetische und umweltbedingte sowie somatische und psychische Faktoren zusammen.

4. Enuresis ist nicht obligat mit klinisch relevanten psychiatrischen Auffälligkeiten assoziiert. Die meisten Kinder sind nicht psychiatrisch auffällig. Die Rate von kinderpsychiatrischen Störungen bei einnässenden Kindern ist 2–4fach höher als in der Allgemeinbevölkerung von 12–14 % (Shaffer 1994; Bird 1996). Dabei sind die tags einnässenden Kinder auffälliger als nächtliche Enuretiker und sekundäre auffälliger als primäre Einnässende.

5. Falls psychiatrische Störungen vorliegen, sind diese bezüglich Symptomatik und Ätiologie vollkommen heterogen. Es finden sich sowohl introversive Störungen, wie depressive Episoden und emotionale Störungen mit Trennungs- und sozialer Angst, als auch expansive Störungen wie das hyperkinetische Syndrom und Störungen des Sozialverhaltens. D.h., dass es keinen Hinweis auf einen spezifischen Konflikt als Ursache Enuresis gibt.

6. Ferner findet sich keine Phasenspezifität, d.h. keine Assoziation mit Störungen in einer bestimmten Entwicklungsphase. So hat das Alter beim Beginn des Sauberkeitstrainings keinen Einfluss auf das Alter des Trockenwerdens (Largo et al. 1978, 1996, 1999).

7. Und schließlich sind symptomorientierte, verhaltenstherapeutische Therapien effektiver als tiefenpsychologische (Houts et al. 1994).

8. Auch führt die Behandlung des Einnässens zu einer deutlichen Besserung des Selbstwertgefühls und zu einer Reduktion der Verhaltenssymptomatik. Es gibt keinen empirischen Hinweis für eine sog. „Symptomverschiebung", d.h., eine Heilung des Einnässens führt nicht zu der Entwicklung eines neuen Symptoms (Moffat 1989).

Die *Entwicklung der letzten Jahrzehnte* ist gekennzeichnet durch zunehmende empirische Erforschung der Enuresis von somatischer wie auch psychologisch-psychiatrischer Seite her. Vor allem drei medizinische Fachgebiete beschäftigen sich mit der Enuresis: Die Kinderurologie, die Pädiatrie und die Kinderpsychiatrie (mit Kinderpsychologie). In diesem Band sollen diese verschiedenen Ansätze als wichtige, ergänzende, nicht ausschließende Zugangsweisen integriert werden. Es wird dabei deutlich, dass es sich bei dem Phänomen Enuresis um eine hochkomplexe, differenzierte Interaktion von somatischen und psychischen Faktoren handelt und dass sich verschiedene Syndrome des Einnässens abgrenzen lassen, die sich nach Klinik, Ätiologie und Pathogenese unterscheiden. Neben allgemeinen Zusammenhängen sollen deshalb für die einzelnen Subtypen des Einnässens die jeweilige Diagnostik und Therapie differenziert dargestellt werden.

2 Klassifikation und Definition

2.1 Klassifikation nach ICD-10 und DSM-IV

Die Enuresis wird nach den ICD-10- und DSM-IV-Klassifikationsschemata allgemein als ein unwillkürliches Einnässen ab einem Alter von 5 Jahren nach Ausschluss von organischen Ursachen definiert. Tab. 1 vermittelt eine Übersicht über die Unterschiede der klinischen Kriterien (ergänzt durch die Forschungskriterien; WHO 1993) der ICD-10 (Dilling et al. 1994; Remschmidt u. Schmidt 1994) und der DSM-IV (APA 1994).

Die Kriterien der Klassifikationsschemata entsprechen nicht mehr dem aktuellen Forschungsstand, sind nicht einheitlich und für die Klinik nicht therapieleitend.

So ist die Definition eines willkürlichen Urinabgangs als Enuresis problematisch, da dies eher Ausdruck einer weitergehenden psychiatrischen Grundstörung ist. Nach den klinischen Kriterien (ICD-10) wird bei geistig behinderten Kindern ein mentales Entwicklungsalter von 4 Jahren verlangt, obwohl Einnässen in dieser Gruppe – auch ab einem Alter von 5 Jahren ein häufiges, behandelbares Problem darstellt. Die Häufigkeit variiert von 1-mal pro Monat bei älteren Kindern über 7 Jahre (ICD-10-Forschung) bis zu 2-mal pro Woche (nach DSM-IV).

Unglücklich sind die Einschränkungen bezüglich psychiatrischer Komorbidität nach ICD-10: Demnach hätte ein Kind keine Enuresis, falls es zusätzlich an einer anderen psychiatrischen Störung leidet. Während beide Klassifikationskriterien an der Einteilung nach Tageszeit in Enuresis nocturna, diurna, nocturna et diurna festhalten, wird auf eine exakte Einteilung in primäre und se-

Tabelle 1 Klassifikation der Enuresis nach ICD-10 und DSM-IV

	DSM-IV	ICD-10 Klinische Kriterien
Name	Enuresis 307.6	Enuresis F 98.0
Definition	wiederholter, willkürlicher und unwillkürlicher Urinabgang	unwillkürlicher Harnabgang (nach ICD-Forschung: auch willkürlich)
Alter	chronologisch und geistiges Intelligenzalter: 5 Jahre	chronologisch: 5 Jahre geistiges Intelligenzalter: 4 Jahre
Häufigkeit	min. 2-mal/Woche oder klinisch relevante Belastung und Einschränkung in sozialen, schulischen und sonstigen Bezügen	nicht angegeben (ICD-Forschung: 2-mal/Monat < 7 Jahre; 1-mal/Monat > 7 Jahre)
Dauer	min. 3 konsekutive Monate	nicht angegeben (ICD-Forschung: 3 Monate)
Ausschlusskriterien	körperliche Erkrankung: Diabetes mellitus und insipidus, Spina bifida, zerebrale Anfälle, HWI, neurogene Blase	Epilepsie, neurologische Inkontinenz, strukturelle Veränderungen des Harntraktes, medizinische Erkrankungen andere psychiatrische Störungen, die die ICD-10-Kriterien erfüllen Enuresis Hauptdiagnose (bei Komorbidität mit anderen emotionalen Störungen): nur wenn mehrfach wöchentl. Einnässen, zeitliche Kovarianz der Symptomatik Diagnose: Enkopresis, wenn Enuresis und Enkopresis zusammen auftreten beschrieben
Subtypen	nocturna diurna, nocturna et diurna	
Primär	keine trockene Periode (Dauer nicht angegeben)	Verlängerung der normalen infantilen Inkontinenz
Sekundär	trockene Periode vorhanden (Dauer nicht angegeben)	nach einer Periode bereits erworbener Blasenkontrolle

kundäre Formen der Enuresis nach Dauer eines trockenen Intervalls verzichtet. Nach eigenen Untersuchungen sind Definitionen von 3 oder 6 Monaten am günstigsten, während 12 Monate zu lang sind (von Gontard 1995).

Auch die wichtige Differenzierung zwischen einer Enuresis und einer Harninkontinenz wird nach ICD-10 nicht vorgenommen. So definiert Olbing (1993) Enuresis als „jede normale, zumindest weitgehend vollständige Blasenentleerung am falschen Platz zur falschen Zeit von einem bestimmten Alter an". Bei der Enuresis nocturna handelt es sich fast ausschließlich um eine echte „Enuresis". Unter einer Harninkontinenz versteht Olbing „jede Form von ungewolltem Harnabgang, der nicht durch normale Blasenentleerung zustande kommt. Eine Harninkontinenz ist Folge entweder einer strukturellen Anomalie oder einer neurogenen, psychogenen oder funktionellen Störung von Detrusor- und Sphinkterapparat." Während organische Formen der Harninkontinenz selten sind, entsprechen die meisten tags einnässenden Kinder einer funktionellen Harninkontinenz. Eine „Enuresis" ist bei einer Symptomatik tags sehr selten (Hjälmas 1992a und b; von Gontard u. Lehmkuhl 1997a).

2.2   Aktuelle Definitionen

Neuere Ergebnisse zeigen, dass die traditionelle Einteilung nach Tageszeit des Einnässens (nocturna, nocturna et diurna, diurna) und Dauer der trockenen Periode (primär, sekundär) nicht ausreicht, obwohl sie sich als grobe Einteilung klinisch bewährt hat und deshalb beibehalten werden sollte. Inzwischen haben sich verschiedene Syndrome definieren lassen, die durch eine typische klinische Symptomatik und durch eine gemeinsame Ätiologie gekennzeichnet sind. Vor allem die Gruppe der Enuresis diurna ist vollkommen heterogen und bedarf einer detaillierten, differenzierten Beschreibung und Diagnose (von Gontard u. Lehmkuhl 1997a).

Es sollen deshalb die wichtigsten aktuellen Definitionen zusammengefasst (Tab. 2) und in Abb. 4 schematisch dargestellt werden.

Enuresis: Unwillkürliches Einnässen mit normaler Miktion und vollständiger Blasenentleerung am falschen Platz zur falschen Zeit. Bei fast allen Formen des nächtlichen Einnässens handelt es sich um eine Enuresis nocturna. Eine Enuresis diurna ist dagegen extrem selten.

Tabelle **2**   Zusammenfassung der wichtigsten, aktuellen Definitionen der Enuresis

Allgemeine Definitionen

Unwillkürliches Einnässen ab einem Alter von 5 Jahren
Ausschluss von organischen Ursachen

Mindestdauer 3 Monate
Häufigkeit 2-mal pro Monat unter einem Alter von 7 Jahren; 1-mal pro Monat > 7 Jahre (ICD-10 Forschung).
2-mal/Woche oder subjektive Beeinträchtigung (DSM-IV)

Enuresis: Einnässen mit normaler Blasenentleerung am falschen Platz zur falschen Zeit
Harninkontinenz: Einnässen mit Blasendysfunktion

Funktionelle Harninkontinenz: keine somatische Ursache
Organische Harninkontinenz: neurologische, strukturelle, infektiöse Ursachen

Primär: längstes trockenes Intervall < 6 Monate
Sekundär: Rückfall nach Trockenheit > 5 Monate
Monosymptomatisch: keine Miktionsauffälligkeiten tags

Funktionelle Harninkontinenz: Unwillkürliches Einnässen mit Störung der Blasenentleerung und z. T. unvollständiger Entleerung, die nicht strukturell, neurogen oder krankheitsbedingt ist. Fast alle Formen des Einnässens tags sind funktionelle Harninkontinenzen.

Dauer der Symptomatik: 3 konsekutive Monate (nach DSM-IV und ICD-10-Forschungskriterien).

Häufigkeit: Variabel von 2-mal/Monat (< 7 Jahre) über 1-mal/Monat (> 7 Jahre) (nach ICD-10-Forschung) bis 2-mal/Woche (nach DSM-IV). In eigenen Untersuchungen fanden wir die Definition von 1-mal/Woche klinisch am sinnvollsten.

Einnässen nachts

Bei den Kindern, die *nur nachts* einnässen, können unterschieden werden:
- **Primäre isolierte (monosymptomatische) Enuresis nocturna**, gekennzeichnet durch ein unwillkürliches Einnässen nachts mit kompletter, koordinierter Blasenentleerung und ohne zusätzliche Miktionsauffälligkeiten tags.
- **Primäre nichtmonosymptomatische Enuresis nocturna** mit nächtlichem Einnässen, je-

doch mit zusätzlichen Miktionsauffälligkeiten tags wie Drangsymptome, Aufschub oder Dyskoordination.

- **Sekundäre Enuresis nocturna,** definiert als ein Rückfall nach einer trockenen Periode von 6 (oder 3) Monaten mit einer erhöhten Rate von psychiatrischen Begleitsymptomen.

Einnässen tags

Häufige Formen

Bei *tags oder tags/nachts* einnässenden Kindern finden sich zunächst 3 häufige Formen:

a) Die **idiopathische Dranginkontinenz** ist klinisch durch ungewollten Harnabgang mit überstarkem Harndrang, einer Pollakisurie, einer verminderter Blasenkapazität und einem Einsatz von Haltemanövern gekennzeichnet.

b) Bei der **Harninkontinenz bei Miktionsaufschub** handelt es sich um ein psychogenes Verweigerungssyndrom, bei dem Harn retiniert und die Miktion hinausgezögert wird, sodass es trotz Einsatz von Haltemanövern zum Einnässen tags kommt. Typischerweise tritt dies bei

Beschäftigungen auf, die die Kinder nicht unterbrechen wollen, wie beim Spielen, vor dem Fernseher und in der Schule. Interaktionsprobleme zwischen Eltern und Kind sind häufig. Die Rate von anderen psychiatrischen Störungen, vor allem Enkopresis und Störung des Sozialverhaltens, ist erhöht.

c) Die **Detrusor-Sphinkter-Dyskoordination** wird ausschließlich urodynamisch definiert durch eine fehlende Relaxation und unkoordinierte Kontraktion des Beckenbodens während der Miktion. Typischerweise kommt es zu einem Pressen zu Beginn der Miktion, der Urinfluss ist unterbrochen und häufig finden sich medizinische Komplikationen u.a. wie Harnwegsinfekte und vesikoureterale Refluxe.

Im zeitlichen Verlauf werden folgende Übergänge zwischen diesen Subtypen beobachtet: Eine idiopathische Dranginkontinenz kann durch den unphysiologischen Einsatz von Haltemanövern und Hinauszögern der Miktion in eine Harninkontinenz bei Miktionsaufschub und schließlich in eine Detrusor-Sphinkter-Dyskoordination übergehen (s. Abb. **4**).

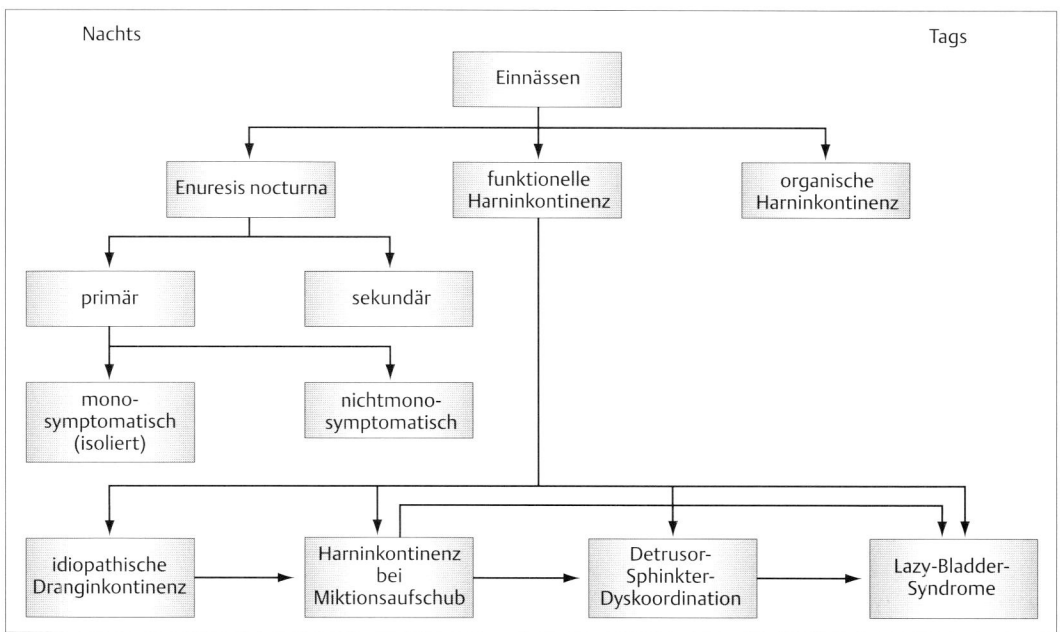

Abb. **4** Schematische Übersicht zur Klassifikation der Enuresis und der Harninkontinenz.

Seltene Formen

d) Seltene Formen umfassen:

- **Stressinkontinenz** mit Harnabgang in Zusammenhang mit erhöhtem intrabdominellem Druck, z.B. beim Husten oder Niesen;
- **Lachinkontinenz** mit kompletter Blasenentleerung beim Lachen;
- **„Lazy-Bladder Syndrome"** als Detrusordekompensation mit seltenen, irregulären Miktionen und großen Restharnmengen.

3   Diagnostik und Therapie

3.1   Allgemeines Vorgehen

Vor jeder Therapie ist eine ausführliche Diagnostik erforderlich: Neben einer Diagnostik der Einnässform, ist es notwendig, organische und psychiatrische Störungen zu identifizieren, die zusätzlich zu der Enuresis vorhanden sein können und gezielt behandelt werden müssen.

Die wichtigsten diagnostischen Überlegungen und Schritte sind im Flussschema **1** dargestellt, das im Folgenden detailliert am Anfang dieses Kapitels besprochen werden soll.

Zunächst ist es wichtig festzustellen, ob das Kind noch einnässt. Es kann in der Wartezeit bis zum Vorstellungstermin trocken geworden sein – entweder spontan oder allein durch die Entlastung der Terminvereinbarung und dem Gefühl für das Kind, dass ihm geholfen wird. Dabei gibt es Kinder, die zwar Miktionsauffälligkeiten aufweisen, aber nicht einnässen. So beschrieben Koff u. Byard (1988) eine benigne, plötzlich einsetzende, ätiologisch ungeklärte Störung mit ausgeprägten Drangsymptomen, d.h. einem häufigen Wasserlassen mit kleinen Urinmengen, meist ohne Einnässen („Daytime urinary frequency syndrome of childhood").

Am wichtigsten ist der Ausschluss einer organischen Grunderkrankung. Falls ein entsprechender Verdacht vorliegt, ist eine eingehende kinderärztliche oder urologische Abklärung unbedingt erforderlich (Olbing 1993).

Beispiele für **neurogene** Störungen sind: Spina bifida, die mit einer neurogenen Blasenfunktionsstörung einhergehen kann; das „Tethered Cord Syndrome", das durch ein unter Spannung stehendes Filum terminale im Sakralmark bedingt ist: typische Symptome umfassen Beinlängendifferenzen, Seitendifferenzen der Glutealfalten, neurogene Ausfälle in den unteren Extremitäten und Zeichen einer Harninkontinenz.

Strukturelle Störungen umfassen Harnröhrenklappen, die mit vesikoureteralem Reflux, Hydronephrose und Niereninsuffizienz verbunden sein können. Andere Fehlanlagen wie ektop mündende Ureteren können zum kontinuierlichen Urinaustritt (Harnträufeln) trotz normaler Miktion führen und sind häufig mit Harnwegsinfekten verbunden.

Andere **pädiatrische** Ursachen umfassen: Diabetes mellitus, bei dem ein Einnässen durch die durch die erhöhte Glucosekonzentration im Urin und die dadurch vermehrte osmotische Diurese bedingt ist; Diabetes insipidus, gekennzeichnet durch vermehrten Durst (Polidipsie) und Urinausscheidung durch einen Mangel an antidiuretischem Hormon (ADH), und Polyurie bei progredienter Niereninsuffizienz.

Das Vorliegen eines Harnwegsinfektes (HWI) muss in jedem Fall ausgeschlossen werden. Dabei muss zwischen einem manifesten Harnwegsinfekt mit klinischen Symptomen und einer asymptomatischen Bakteriurie unterschieden werden. Die letztere wird nicht antibiotisch behandelt. Bei den HWI unterscheidet man eine Zystitis mit umschriebenen Symptomen wie häufigem Harndrang und „Brennen" beim Wasserlassen von einer Pyelonephritis mit allgemeinen Symptomen wie Fieber und Flankenschmerzen. Ein HWI muss antibiotisch behandelt werden. Bei rezidivierenden HWI ist eine antibiotische Prophylaxe erforderlich, um eine Reinfektion zu vermeiden.

Bei der Diagnose einer Enuresis muss das Alter berücksichtigt werden – erst ab einem Alter von 5 Jahren handelt es sich um eine behandlungsbedürftige Problematik. Da das Einnässen bei jüngeren Kindern so häufig ist (noch 20% der 4-Jährigen nässen ein), wird die Enuresis erst ab einem Alter von 5 Jahren als Störung definiert. Allerdings stehen viele Eltern unter psychischem Druck und leiden unter Schuldgefühlen, wenn ihr Kind nicht bis zum Kindergartenalter, spätestens bis zum Schuleintritt, trocken geworden ist. Dieser Druck kann durch die Umwelt (Kindergarten, Verwandte, Nachbarn usw.) verstärkt werden. In einer großen amerikanischen Umfrage meinten Eltern, dass Kinder nachts mit 2,75 Jahren trocken sein sollten, während Kinderärzte im Durchschnitt ein Alter von 5,13 Jahren für dauerhafte Trockenheit angaben (Shelov et al. 1981). Dies bedeutet, dass die Erwartungen der Eltern deutlich von der ärztlichen Meinung divergieren können. In einer anderen Umfrage meinten 61% der Eltern, dass das Einnässen für sie ein Problem darstellt und dass

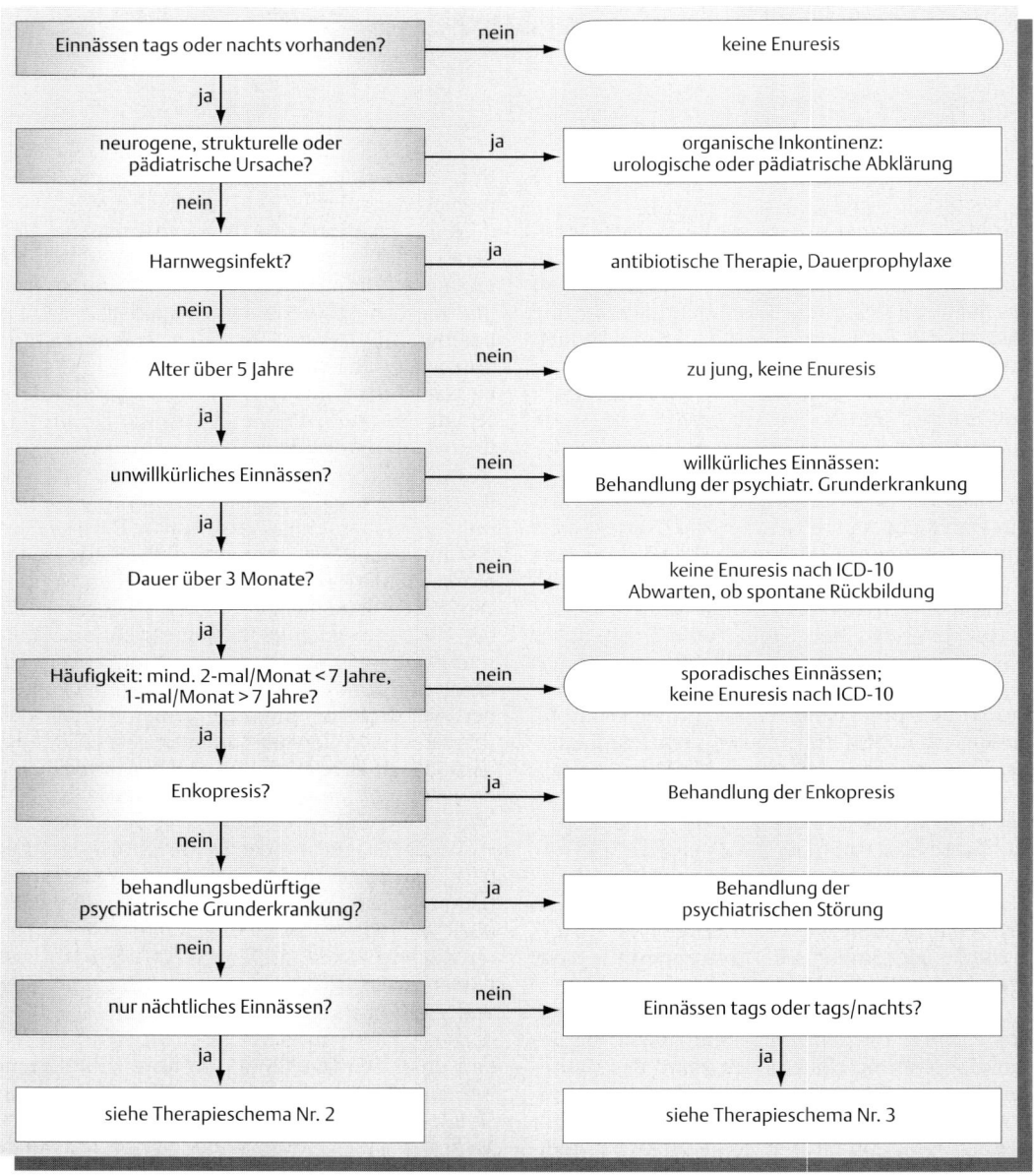

Schema 1   Diagnostik der Enuresis und der funktionellen Harninkontinenz

sie nicht glaubten, dass es sich „auswächst" (Haque et al. 1981).

Eine Behandlung einer Einnässproblematik tags kann bei hohem Leidensdruck und gleichzeitiger Behandlungsmotivation des Kindes unter Umständen mit 4 Jahren begonnen werden. Bei

der Enuresis nocturna sollte den Kindern immer Zeit bis zum Alter von 5 Jahren (oder später) gegeben und Eltern und Kinder beruhigt und entlastet werden.

Obwohl ICD-10 und DSM-IV auch ein willkürliches Einnässen als Enuresis klassifizieren, ist dieses nicht sinnvoll. Wenn ein Kind absichtlich, willkürlich einnässt, ist dieses fast immer ein Zeichen einer weitergehenden psychiatrischen Problematik – einer emotionalen Störung oder einer Störung des Sozialverhaltens mit oppositionellem Verhalten – und erfordert entsprechende therapeutische Maßnahmen.

Wenn das Einnässen nicht länger als 3 Monate angedauert hat, ist es sinnvoll, abzuwarten oder höchstens unspezifische Maßnahmen durchzuführen, wie z.B. einen „Sonnen-und-Wolken"-Kalender führen zu zulassen. Wenn es sich allerdings um einen Rückfall nach einer Behandlung mit einem Klingelgerät handelt (2 oder mehr nasse Nächte pro Woche), sollte die apparative Verhaltenstherapie sofort – und nicht erst nach 3 Monaten – begonnen werden, um den Rückfall erfolgreich aufzufangen.

Ein sporadisches Einnässen, das gelegentlich in größeren Abständen auftritt, ist ebenfalls nicht behandlungsbedürftig. Nach eigener Erfahrung ist z.B. eine Behandlung mit einem Klingelgerät erst ab einer Häufigkeit von 1-mal pro Woche sinnvoll. Unter dieser Frequenz würde man ebenfalls zu unspezifischen, motivationsfördernden Maßnahmen wie eine Kalenderführung raten – außer das Kind leidet extrem und wünscht sich ausdrücklich eine entsprechende Maßnahme.

Wenn ein begleitendes Einkoten vorliegt, vor allem wenn es mit einer Obstipation und Stuhlretention verbunden ist, muss die Enkopresis zuerst behandelt werden. So kann eine symptomatische Behandlung mit Einläufen, Lactulose (Milchzucker), regelmäßigen Toilettengängen und balaststoffreicher Diät zu einer Reduktion des Einnässens führen (O'Regan et al. 1986).

Wenn eine behandlungsbedürftige psychische Störung vorliegt, ist eine gezielte kinderpsychiatrische Therapie notwendig. Es ist erwiesen, dass eine symptomatische Heilung des Einnässens zu einer deutlichen Besserung des Selbstwertgefühls, der Stimmung und sogar des Verhaltens ohne Symptomverschiebung führen kann (Moffat et al. 1987; Hägglöf et al. 1996). Nur wenn eine manifeste psychiatrische Störung vorliegt, sind spezifische Maßnahmen notwendig, die sich nach Diagnose und Schweregrad richten.

Schließlich sollte bei einem kombinierten Einnässen tags und nachts immer das Einnässen tags zuerst behandelt werden. Nach klinischer Erfahrung kann eine Therapie der Tagsproblematik die nächtliche Enuresis deutlich bessern, aber nicht

andersherum. Zusätzlich gibt es besondere Gefahren, die beachtet werden müssen. So kann z.B. eine nicht behandelte Dranginkontinenz zu wiederholten Einnässepisoden nachts führen, sodass eine apparative Verhaltenstherapie z.B. wegen häufigen Klingelns nicht durchführbar ist. Bei einem Kind, das tagsüber die Miktion aufschiebt und dadurch Resturin in der Blase behält, kann z.B. das nächtliche Einnässen die einzige Gelegenheit bedeuten, die Blase vollständig zu entleeren. Eine apparative Verhaltenstherapie würde eine nächtliche Harnretention als therapischen Effekt verstärken. Da die Blase dadurch nie vollständig leer wird, können Harnwegsinfekte und ein vesikoureteraler Reflux provoziert werden.

Die weiteren differentialdiagnostischen und therapeutischen Schritte folgen – mit jeweiligem Flußdiagramm – in den einzelnen Kapiteln.

3.2 Standarddiagnostik

Bei *allen einnässenden Kindern* sollte ein Minimum an diagnostischen Maßnahmen durchgeführt werden. Diese umfassen: Anamnese, 24-Stunden-Protokoll, Fragebögen, körperliche Untersuchung, Urinstatus und Ultraschall. Bei speziellen Indikationen sollte diese Standarddiagnostik erweitert werden.

Die Standarddiagnostik umfasst:
- Anamnese.
- 24-Stunden-Protokoll.
- Fragebögen.
- Körperliche Untersuchung.
- Urinstatus.
- Ultraschall.

3.2.1 Anamnese

Die Anamnese ist mit Abstand die wichtigste Informationsquelle und sollte ausführlich ohne Zeitdruck mit Kind und Eltern zusammen erhoben werden. Da viele Kinder Schamgefühle erleben, sollte die Anamnese einfühlsam durchgeführt werden, allerdings mit dem Hinweis, dass die Informationen zur Planung der Behandlung erforderlich sind. Im Folgenden wird die Anamnese des Einnässens, die sich in unserer Praxis bewährt hat, mit typischen Fragen im Wortlaut wiedergegeben, die an das Kind und/oder die Eltern gerichtet sein können.

Vorstellungsanlass:

Allgemeine Einleitung:	Weißt du, warum du mit deinen Eltern heute hierher gekommen bist?
Tageszeit des Einnässens:	Ist es weil du in die Hose machst oder weil du ins Bett machst? (evtl. bei der Enuresis nocturna betonen, dass das Kind nur nachts ins Bett macht und nicht tags einnässt, was entlastend sein kann)

Beim nächtlichem Einnässen:

Miktionsfrequenz:	Machst du jede Nacht ins Bett oder hast du auch trockene Nächte? Wie viele Male ist das Bett pro Woche nass?
Einnässmenge:	Ist das Bett eher feucht oder triefend nass?
Schlaftiefe:	Wie tief schläft Ihr Kind – eher leicht oder ist es schwer erweckbar? Was müssen Sie tun, um Ihr Kind wach zu bekommen?
Trockene Intervalle:	Wie lange war Ihr Kind bisher ununterbrochen hintereinander trokken (Tage, Wochen, Monate?). In welchem Alter war dies gewesen? Gab es einen Auslöser für den Rückfall?
Leidensdruck:	Wie ist es für dich, wenn das Bett nass ist? (schön, blöd etc.) Bist du darüber traurig, ärgerst du dich, schämst du dich, ist es dir egal? Möchtest du trocken werden? Bist du bereit, etwas dafür zu tun?
Soziale Konsequenzen:	Bist du schon mal von irgendjemandem deswegen geärgert worden? Hast du deswegen auf etwas verzichten müssen, z.B. bei Freunden zu übernachten, auf Klassenausflüge zu fahren usw.?

Einnäßproblematik und Miktionsauffälligkeiten tags:

Miktionsfrequenz:	Machst du jeden Tag in die Hose oder gibt es auch trockene Tage? Wie viele Male pro Woche ist die Hose nass? Kommt es auch mehrmals am Tag vor? Wie häufig?
Einnässmenge:	Ist die Hose eher feucht oder nass? Ist der feuchte Fleck durch die Kleidung (z.B. Hose) hindurch sichtbar?
Tageszeit:	Kommt es eher morgens oder im Laufe des Tages zum Einnässen?
Miktionsfrequenz:	Wie häufig geht Ihr Kind tagsüber auf die Toilette (eher 5-, 10- oder 20-mal? Normbereich: 5- bis 7-mal/Tag)?
Miktionsaufschub:	Ist es Ihnen schon aufgefallen, dass Ihr Kind nicht sofort auf die Toilette geht, sondern das Wasserlassen so lange wie möglich hinausschiebt? In welchen Situationen tritt dies besonders auf (z.B. in der Schule, auf dem Nachhauseweg, beim Spielen, beim Fernsehen oder bei anderen Aktivitäten)?
Haltemanöver:	Woran merken Sie, dass Ihr Kind auf die Toilette muss? Wirkt es dabei wie abwesend? Wie kann Ihr Kind das Wasserlassen hinausschieben? Haben Sie schon z.B. bemerkt: dass es die Beine überkreuzt, hin- und herhampelt, den Penis festhält, in die Hocke geht, sich auf die Ferse setzt usw.?
Drangsymptome:	Kommt es vor, dass Ihr Kind einen überstarken Harndrang verspürt, der nicht aufgeschoben werden kann (bei hoher Miktionsfrequenz)? Wie lange können Sie Auto fahren, einkaufen usw., bevor Ihr Kind auf die Toilette muss? Haben Sie dann Zeit zu warten,oder müssen Sie sofort an den Straßenrand fahren, den nächsten Busch ansteuern usw.?

Trockene Intervalle:	Wann ist Ihr Kind tagsüber trocken geworden? Beim Einnässen: Wie lange war Ihr Kind bisher an einem Stück hintereinander tags trocken (Tage, Wochen, Monate?). In welchem Alter war dies gewesen? Gab es einen Auslöser für den Rückfall?
Miktionsauffälligkeiten:	Muss Ihr Kind zu Beginn der Miktion pressen, oder kommt der Urin spontan? Wenn Ihr Kind Wasser lässt, kommt es in einem Strahl, oder ist es unterbrochen (Stottern)? Wenn ja, wie häufig ist der Harnfluss unterbrochen?
Harnwegsinfekte:	Hat Ihr Kind zurzeit Schmerzen beim Wasserlassen? Muss Ihr Kind häufiger Wasser lassen als sonst? Wie viele Harnwegsinfekte hatte Ihr Kind bisher? In welchem Alter trat der erste Infekt auf? Hatte Ihr Kind auch eine Nierenbeckenentzündung mit Fieber und Flankenschmerzen? Wurden die Infekte antibiotisch behandelt? Hatte Ihr Kind eine antibiotische Dauerprophylaxe? Nimmt es zurzeit Medikamente? Hatte Ihr Kind Hautentzündungen im Genitalbereich (Vulvovaginitis, perigenitale Hautmazeration)?
Medizinische Komplikationen:	Gab es sonstige medizinische Komplikationen, wie vesikoureterale Refluxe, Operationen usw.?
Bisherige Therapieversuche:	Was haben Sie wegen des Einnässens bisher unternommen? Ineffektive Maßnahmen: Flüssigkeitsrestriktion, nächtliches Wecken, Strafen, Hausmittel?; effektive: Kalender, Belohnung, Klingelgerät, Medikamente? Wo wurde Ihr Kind bisher vorgestellt: Kinderarzt, Erziehungsberatungsstellen, Urologen etc.? Welche Untersuchungen wurden bisher durchgeführt?
Einkoten:	Ist Ihr Kind sauber oder kommt es vor, dass es auch Stuhl in die Hose macht? Wie viele Male pro Woche geht Stuhl in die Hose? Wie groß sind die Mengen? Ist es eher ein Schmieren oder handelt es sich um größere Mengen? Kommt es nur tags oder auch nachts vor? wie reagiert ihr Kind darauf? Wann ist Ihr Kind sauber geworden? Ist es seitdem immer sauber geblieben?
Stuhlverhalten:	Wie häufig hat Ihr Kind Stuhlgang? Kommt es vor, dass es mehrere Tage hintereinander keinen Stuhlgang hat? Neigt Ihr Kind zur Verstopfung? Hat es Schmerzen beim Stuhlgang? War der Stuhl dabei blutig? Was haben Sie deswegen bisher unternommen?
Essgewohnheiten:	Beschreiben Sie das Essverhalten Ihres Kindes? Bevorzugt es einseitig Kekse, Weißbrot, andere balaststoffarme Nahrungsmittel?
Sonstige Auffälligkeiten im Verhalten:	Gibt es andere Bereiche im Verhalten Ihres Kindes, über die Sie sich Sorgen machen? Bitte schildern Sie diese!
Attribution der Eltern:	Was meine Sie ist die Ursache des Einnässens? Wie erklären Sie sich das? Meinen Sie, Sie wären daran schuld? Sind Ihnen schon einmal deswegen Vorwürfe gemacht worden? Wer leidet am meisten unter dem Einnässen? Was soll sich ändern? Sind Sie und Ihr Kind bereit, aktiv daran mitzuarbeiten?

Die weitere Anamnese soll in Stichworten aufgeführt werden und gliedert sich nach der Eigen- und der Fremdanamnese mit Stammbaum. Auch diese kann in Anwesenheit des Kindes erhoben werden, wobei es im manchen Situationen sinnvoll sein kann, mit den Eltern allein zu reden (z.B. bei familiären Konflikten). Auch die Exploration des Kindes ohne Eltern kann sehr sinnvoll sein, da das Kind in der Einzelsituation u.U. sehr viel bereiter ist, offen ohne Loyalitätskonflikte gegenüber den Eltern, seine Problematik zu schildern.

Eigenanamnese:
- Schwangerschaft: geplant? erwünscht? Medizinische Komplikationen? Psychosoziale Stressoren?
- Geburt: zum Termin? Geburtskomplikationen, Geburtsgewicht? Postpartale Auffälligkeiten?
- Säuglingszeit: Stillen? Temperament? Problem mit Nahrungsaufnahme, Schlafen, Gedeihen, Schreien?
- Entwicklung: freies Laufen? Motorische Probleme? Sprachentwicklung: erste Worte, erste Zwei-Wort-Sätze? Artikulationsprobleme, expressive oder rezeptive Sprachprobleme?
- Kindergartenbesuch: Alter? Probleme mit Erzieherinnen, anderen Kindern?
- Schulbesuch: Schulform, Alter der Einschulung, Leistungen, Lieblingsfächer, Probleme in der Klasse, mit Lehrern, Mitschülern?
- Freizeit: Interessen, Kontakt mit anderen Kindern, Spielverhalten, Vereinstätigkeit?
- Krankheiten: Bisherige Erkrankungen, Operationen, Unfälle, Impfungen, Allergien?

Familienanamnese:
- Eltern: Alter, Beruf, Erkrankungen; Probleme in der Familie? Qualität und Probleme in der Beziehung zum Kind?
- Geschwister: Alter, Schulklasse, Erkrankungen?
- Weitere Verwandte: Erkrankungen, insbesondere nephrologische und psychiatrische.
- Stammbaum über 3 Generationen: alle Verwandten mit Einnässproblemen.

3.2.2 24-Stunden-Miktionsprotokoll

Das 24-Stunden-Miktionsprotokoll hat sich als wichtigste Untersuchungsmethode nach der Anamnese bewährt. Es stellt eine Erweiterung der Anamnese dar, die *in keinem Fall* ausgelassen werden sollte. Viele wichtige Informationen wie Miktionshäufigkeit und -auffälligkeiten sowie Trinkmenge und -verhalten werden von Kindern nicht bewusst wahrgenommen und zeigen sich erst bei dieser detaillierten Dokumentation. Über 24, wenn möglich über 48 Stunden (da das Verhalten am ersten Tag wegen des Neuigkeitseffektes häufig nicht repräsentativ ist) werden folgende Parameter mit Zeitangabe dokumentiert: Miktionsmenge, Drangsymptome, Stottern, Pressen, Einnässen, Trinkmenge und sonstige Beobachtungen (s. Anhang und Abb. **17** und **18**). Wir geben

dazu den Eltern 2 Protokolle und zwei Einmalmessbecher mit. Eine Kopie des Protokolls ist im Anhang abgedruckt. Die praktische Relevanz wird an Fallbeispielen in den jeweiligen Kapiteln dargestellt.

3.2.3 Fragebögen

Elternfragebögen sind die zeitlich ökonomischste Form, gezielte Informationen zu erhalten. Sie ersetzen nicht eine ausführliche Anamnese, können diese aber ergänzen: zum einen erinnern die Eltern sich beim Ausfüllen der Bögen an Einzelheiten, die ihnen im Gespräch entgangen waren; zum anderen bieten Fragebögen die Möglichkeit, elterliche Angaben zu überprüfen und mögliche Diskrepanzen bei Wiedervorstellungsterminen zu vertiefen.

Fragebögen sind für Kinder frühestens ab einem Alter von 8 Jahren geeignet. Möchte man bei jüngeren Kindern ihre subjektive Sicht erfahren, so ist dies in einer kindgerechten Form, z.B. im Gespräch, durch Zeichnungen oder im Spiel am besten möglich.

Bei einer Standardabklärung hat sich in unserer Ambulanz ein Fragebogen zum Miktionsverhalten (Beetz et al. 1995; s. Anhang) und einer zum Verhalten des Kindes bewährt (z.B. der Child Behavior Checklist; Achenbach, 1991a).

3.2.3.1 Elternfragebogen zum Einnässen

Spezifische Aspekte des Einnässens und von Miktionsauffälligkeiten werden in dem kurzen Fragebogen von Beetz, von Gontard u. Lettgen (1995) erfragt, der im Anhang abgedruckt ist. Fragen werden von Eltern mit ja, nein und fraglich angekreuzt.

3.2.3.2 Fragebögen zum Verhalten des Kindes

Von den Fragebögen zu allgemeinen Verhaltensauffälligkeiten hat sich der Child Behavior Checklist (CBCL 4/18; Achenbach, 1991a) bewährt, da Eltern zu den wichtigsten Quellen von Informationen zu Problemen und Fähigkeiten von Kindern gehören. Es liegen neue deutsche Normen vor, sodass die Ergebnisse in Bezug auf die Normbevölkerung gesetzt werden können

(Arbeitsgruppe Deutsche Child Behavior Checklist 1999).

Der Fragebogen enthält Fragen zu Kompetenzen wie auch zu Problembereichen des Kindes und kann üblicherweise in 10–15 Minuten ausgefüllt werden. Kompetenzen umfassen Aktivitäten, soziales Engagement und schulische Leistungen und sind bis auf die Altersgruppe der Vier- bis Fünfjährigen genormt. Die 118 Problem-Items wurden empirisch ausgewählt und entsprechen den wichtigsten Problembereichen dieser Altersgruppe. Es kann ein Gesamtscore gebildet werden, nach internalisierenden oder externalisierenden Störungen unterschieden oder es können 8 spezifische Syndrome differenziert werden.

3.2.4   Körperliche Untersuchung

Eine komplette pädiatrisch-internistische Untersuchung, möglichst auch mit neurologischer Abklärung, ist bei jedem einnässenden Kind erforderlich, ganz besonders bei Tageseinnässenden. Insbesondere ist erforderlich: Inspektion des Genitales (Fehlbildung wie Epispadie, Maldescensus testis etc.; Vulvitis und andere Entzündungen; Veränderung der Anal- und Skrotalreflexe bei neurogenen Störungen), der Wirbelsäule (Spina bifida occulta), der unteren Extremitäten (Reflexdifferenzen, Sensibilitätsausfälle, Hypertonie, Umfangs- und Längendifferenzen; z.B. beim „Tethered Cord Syndrome", spastischer Diplegie und sonstigen neurologischen Störungen).

3.2.5   Urinstatus

Ein Urinstatus sollte in jedem Fall mit Urin Stix erfolgen. Bei dieser einfachen Screening-Methode wird ein Teststreifen in eine Urinprobe getaucht und nach einer bestimmten Zeit abgelesen. Die Konzentration folgender Stoffe kann nach Färbung des Teststreifens geschätzt werden: Hämoglobin, Protein, Glucose, Ketonkörper, Leukozyten, Erythrozyten, Nitrit und pH-Wert.

Bei Verdacht auf eine Harnwegsinfektion sollte eine Sedimentuntersuchung und eine Kammerzählung durchgeführt werden. Unter möglichst sterilen Kautelen sollte außerdem Mittelstrahlurin gewonnen und eine bakteriologische Untersuchung veranlasst werden.

3.2.6   Ultraschall

Die Sonographie kann folgende funktionelle Veränderungen erfassen:
- Verdickung der Blasenwand auf über 2,5 mm (bei voller Blase),
- Resturin von über 5 ml,
- Erweiterung des Rektums als retrovesikale Impressionen der Blasenwand.

Die Sonographie (Ultraschalluntersuchung) zählt zu den etablierten Untersuchungsmethoden der Kinderheilkunde. Sie ist nichtinvasiv, schmerzfrei, ohne Nebenwirkungen und kann beliebig häufig wiederholt werden. Die Sonographie von Nieren, ableitenden Harnwegen und Blase dient dem Ausschluss von strukturellen Fehlbildungen, die vor allem bei Tageseinnässern erhöht sind (Järvelin et al. 1990a). Zusätzlich lassen sich funktionelle, reversible Veränderungen wie Verdickung der Blasenwand, Resturinbildung und Erweiterung des Rektums nachweisen (Abb. **5**). Sie ist daher zur Verlaufskontrolle und sogar therapeutisch einsetzbar.

Aus diesen Gründen sollte bei jedem einnässenden Kind eine Ultraschalluntersuchung durchgeführt werden.

Eine Beachtung der allgemeinen Richtlinien der pädiatrischen Sonographie sind erforderlich (Peters et al. 1987). Nach orientierender Bildgebung der Oberbauchorgane sollten die Nieren in Rücken- und Bauchlage dargestellt werden. Neben Dokumentation der Maße im Längs- und Querschnitt werden gesondert Lage, Parenchym, Mittelecho sowie sonstige strukturelle Veränderungen (wie Doppelnierenanlage) erfasst. Die ableitenden Harnwege und Blase werden vor und nach Miktion beurteilt und Resturinbildung dokumentiert und berechnet (nach der Formel: Volumen in ml = 0,59 mal die 3 Durchmesser in cm). Die maximale Blasenwanddicke wird im gefüllten Zustand im Bereich der dorsalen Blasenwand im Längs- oder Querschnitt beurteilt. Struktur der Blasenwand, pathologische Strukturen wie Divertikel und der Retrovesikalraum werden gesondert beurteilt. Bei erweitertem Enddarm können auch die Durchmesser des Rektums gemessen werden.

Zusätzlich zu den morphologischen Veränderungen sind drei funktionelle Parameter am wichtigsten: Blasenwanddicke, Resturin und eine Erweiterung des Rektums.

Eine Verdickung der Blasenwand auf über 2,5 mm (bei voller Blase) spricht für eine Hypertro

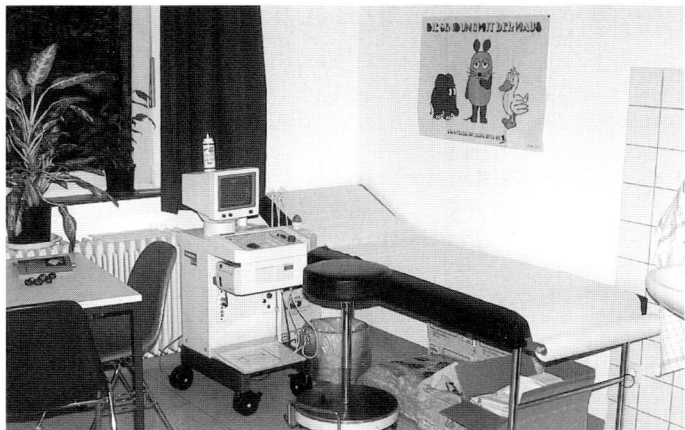

Abb. **5**   Ein Ultraschallgerät mit Liege zur Sonographie von Nieren, ableitenden Harnwegen und Blase mit Bestimmung von Blasenwanddicke und Resturin. Dadurch, dass das Gerät im Sprechzimmer steht, kann sofort und ohne Aufwand geschallt werden, wenn das Kind Harndrang bei einer vollen Blase verspürt.

phie der Muskulatur und tritt bei allen Formen von dysfunktionaler Blasenentleerung, z.B. bei einem Miktionsaufschub oder einer Dyskoordination, auf. Auch nach Harnwegsinfekten kann die Blasenwand verdickt sein. Sie ist im Verlauf reversibel. So war in eigenen Untersuchungen die Blasenwanddicke signifikant (p < .05) größer (Mittelwert 3,30 mm) bei Tageseinnässenden als bei den nächtlichen Einnässern (Mittelwert 2,93 mm) (von Gontard et al. 1999b) (Abb. **6c**, **d**; Abb. **23**).

Die Blase sollte nach der Miktion leer sein. Ein Resturin von über 5 ml ist pathologisch und spricht für eine inkomplette Entleerung, wie sie häufig beim Miktionsaufschub oder der Detrusor-Sphinkter-Dyskoordination gefunden wird. In eigenen Untersuchungen war z.B. der Resturin signifikant höher bei den Tageseinnässenden (Mittelwert 9,16 ml) als bei den nächtlichen Enuretikern (Mittelwert 3,37 ml) (p < .05) (von Gontard et al. 1999b). Konstanter Resturin ist ein prädisponierender Faktor für Einnässen wie auch für Harnwegsinfekte und wird von Kindern häufig nicht bewusst wahrgenommen. Unter einem „visuellen Biofeedback" mit Nachweis von Resturins kann die Sonographie in diesen Fällen auch therapeutisch eingesetzt werden (Abb. **6a**, **b**)

Schließlich kann eine Stuhlretention sonographisch durch eine Erweiterung des Rektums und durch retrovesikale Impressionen der Blasenwand dargestellt werden. Da es sich bei den rektalen und den urethralen Sphinkteren pathogenetisch um eine gemeinsame physiologische Einheit handelt, kann eine Harnretention eine Kontraktion des rektalen Sphinkters mit Stuhlretention und Obstipation bewirken. Da jede größere Rek-

tumerweiterung zur Kompression von Blase und Blasenhals führt, sind sekundäre Konsequenzen wie Einnässen, Einkoten, Harnwegsinfekte und vesikoureteraler Reflux häufig (Yazbeck et al. 1987). Therapeutisch wird der Effekt von abführenden Maßnahmen sonographisch dokumentiert, und die Bilder können motivationsverstärkend gezeigt werden.

3.3   Spezielle Diagnostik

Die spezielle Diagnostik umfasst:
- Uroflowmetrie.
- Uroflowmetrie mit Beckenboden-EMG.
- Urinbakteriologie.
- Psychiatrische Diagnosen.
- Spezielle Fragebögen.
- Psychologische Testung.

Eine spezielle Diagnostik ist bei bestimmten Fragestellungen notwendig, die eine genauere Abklärung erfordern, als es mit der Standarddiagnostik möglich ist. Auch hierbei handelt es sich um nichtinvasive Maßnahmen ohne Nebenwirkungen.

Die Uroflowmetrie hat sich als wichtigste zusätzliche Untersuchungsmethode bewährt und sollte, wenn sie vorhanden ist, bei jedem einnässenden Kind durchgeführt werden. Da sie meistens nicht verfügbar ist, muss bei dieser wie auch bei den anderen Methoden eine spezifische Indikation gestellt werden. Bei Kindern mit einer monosymptomatischen Enuresis nocturna ist der Uroflow meist normal, sodass bei dieser Gruppe darauf verzichtet werden kann.

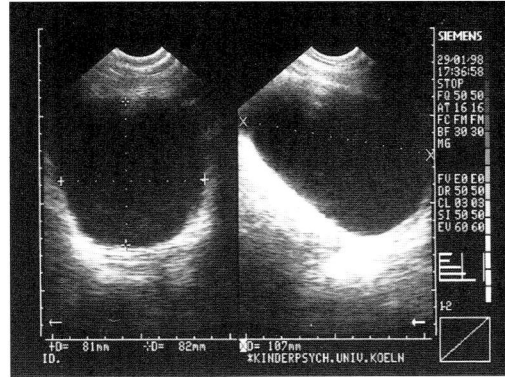
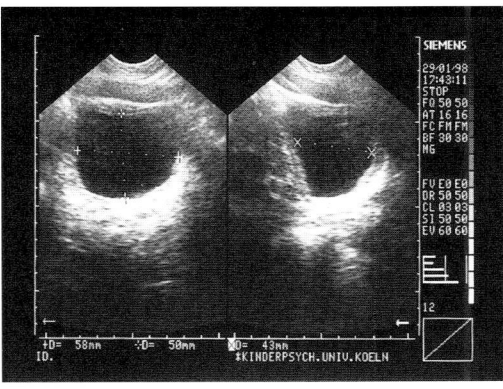

a

b

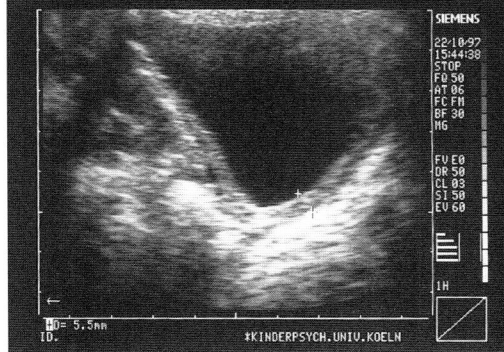
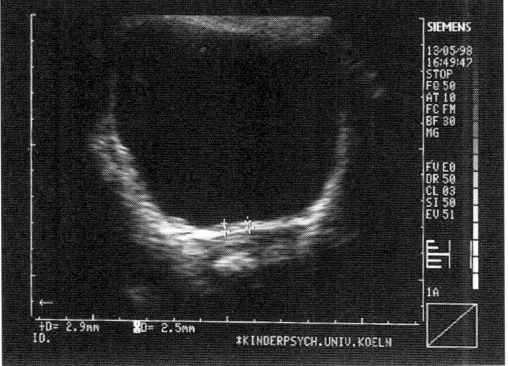

c

d

Abb. **6a–d** Ultraschall: Harninkontinenz bei Miktionsaufschub mit rezidivierenden Harnwegsinfektionen bei einem 13-jährigen Mädchen: **a** Gefüllte Blase vor der Miktion im Quer- (links) und Sagittalschnitt (rechts); **b** Nach der Miktion ist die Blase nicht leer – es verbleibt ein Resturin von 70 ml. **c** Die Blasenwand war zu Beginn der Behandlung mit 5,5 mm deutlich verdickt (Sagittalschnitt) – bedingt durch die rezidivierenden Harnwegsinfekte. **d** Durch Steigerung der Miktionsfrequenz, Kalenderführung und Entspannung beim Wasserlassen bildete sich die Blasenwand auf unter 3 mm (2,5–2,9 mm) zurück. Sie hatte auch ohne Antibiotika kein HWI mehr, entleerte die Blase resturinfrei und wurde vollkommen trocken.

Auffälligkeiten im Uroflow sind häufig bei nächtlichen Einnässern mit zusätzlichen Miktionsauffälligkeiten und bei Tagseinnässenden sehr viel häufiger, er sollte deshalb bei dieser Gruppe angeboten werden. Eine Uroflowmetrie ist bei einer Detrusor-Sphinkter-Dyskoordination und bei Verdacht auf eine organisch bedingte Harninkontinenz obligat.

Die Beurteilung der Funktion und Dysfunktion des Harntraktes wird als „Urodynamik" bezeichnet. Die Urodynamik des oberen Harntraktes betrifft den Transport des Urins von der Niere zur Blase und wird in diesem Zusammenhang nicht behandelt. Die Urodynamik des unteren Harntraktes dagegen beinhaltet die Speicherungs- und Entleerungsfunktion der Blase. Um diese zu verstehen, ist es notwendig, die Anatomie und Physiologie zu beachten.

Anatomie und Physiologie des Harntraktes

Die Blase ist ein Hohlorgan aus glatter Muskulatur (Detrusor), das zwei Funktionen hat: die Speicherung und die willkürliche Entleerung. Kontinenz zwischen den Miktionen wird durch 3 Schließmuskelgruppen ermöglicht. Der interne Sphincter urethrae besteht aus glatter Muskulatur und elastischen Fasern im Bereich des Blasenhalses, die sich in die Urethra fortsetzen. Funktionell ist nicht geklärt, ob der Verschluss durch den internen Sphinkter aktiv oder passiv erfolgt. Der externe

Sphincter urethrae setzt sich aus quer gestreifter Muskulatur im proximalen (bei Jungen) oder im gesamten (bei Mädchen) Verlauf der Urethra zusammen (Boemers 1997). Der Beckenboden umfasst verschiedene, trichterförmig nach kaudal ausgewölbte Skelettmuskeln, von denen das Diaphragma pelvis mit den Mm. levator ani und coccygeus am wichtigsten ist.

Die neuronale Steuerung ist komplex und beinhaltet eine parasympathische, sympathische und somatische Innervation. Der Parasympathikus (S2–S4) bewirkt über den N. pelvicus eine Kontraktion des Detrusors. Der Sympathikus (Th10–L2) führt über den N. hypogastricus zu einer Inhibition des Detrusors, zu einer Stimulation am Blasenhals und zu einer Modulation parasympathischer Ganglien. Schließlich innerviert der N. pudendus (S2–S4) somatisch die äußeren Sphinkteren und die Muskulatur des Beckenbodens (Boemers 1997).

Das zentrale Nervensystem koordiniert die Innervation im Miktionszentrum im medialen Teil des dorsalen pontinen Tegments, im frontalen Kortex und Hypothalamus. Bei der reifen autonomen Blasenregulation erhalten Neurone im sakralen Spinalmark afferente Signale der Blase, antworten auf Dehnung oder Kontraktion und projizieren zum Blasenzentrum, das wiederum vom Kortex moduliert wird. Mediale exzitatorische Neurone des pontinen Zentrums bewirken die Aktivierung des Parasympathikus mit folgender Blasenkontraktion, laterale inhibitorische Neurone eine Blasenrelaxation und Sphinkterkontraktion (de Groat et al. 1990). Typisch für eine reife Blasenfunktion ist ein langsamer Druckanstieg ohne Kontraktionen während der Füllungsphase (= entspannter Detrusor und kontrahierte Sphinkteren) und eine koordinierte Entleerung (= Kontraktion des Detrusors bei vollkommener Entspannung der Sphinkteren) (Olbing 1993).

Diese reife, koordinierte Blasenfunktion wird erst in den ersten 4 Lebensjahren erworben. Im ersten halben Lebensjahr erfolgt die Kontrolle subkortikal und unwillkürlich. Junge Säuglinge sind kontinent, die Entleerung ist jedoch unkoordiniert und wird alle 1–2 Stunden durch Volumina von ca. 30 ml initiiert. Im Alter von 6–12 Monaten kommt es zu seltenen, unbewussten Miktionen mit einem Volumen von ca. 60 ml. Ab dem Alter von 1–2 Jahren ist eine zunehmende bewusste Wahrnehmung und verbale Kommunikation des Harndrangs möglich. Die Entleerung ist koordiniert, die Volumina erreichen 100 ml, aber der Detrusor ist noch „instabil" und weist Kontraktionen auf. Mit 2–4 Jahren wird eine bewusste, willkürliche Kontrolle erreicht, Miktionen können hinausgezögert und willkürlich initiiert werden (Hjälmas 1988; Olbing 1993). Durch sozialen Druck kann sich die Gewohnheit entwickeln, die externen Sphinkteren übermäßig und „unphysiologisch" einzusetzen mit der möglichen Folge einer Dyskoordination der Blasenentleerung.

3.3.1   Uroflowmetrie

Uroflowmetrie – wichtige Parameter:
Numerische Parameter:
– maximaler Harnfluß,
– mittlere Harnflußrate,
– Miktionsvolumen,
– Miktions- und Harnflusszeit,
– Zeit bis zum maximalen Harnfluss.

Blasenkapazität (maximales Miktionsvolumen) = 30 + (Alter mal 30) ml.
Der maximaler Fluss = Wurzel aus Volumen ml/s.
Form der Uroflowkurven:
1. Glockenform.
2. Plateau.
3. Intermittierende (unduliert, staccato) Kurvenformen,
4. Fraktionierte Formen.

Die Uroflowmetrie (Harnflussmessung) wird auf einem Uroflowmetriegerät durchgeführt. Dieses besteht aus einem Toilettensitz, unter dem ein Trichter mit einer rotierenden Scheibe angebracht ist. Trifft der Urinstrahl auf die Scheibe, wird diese abgebremst. Diese Verlangsamung kann numerisch und graphisch dargestellt werden. Die Uroflowmetrie sollte nach Hjälmas (1988) in kindgerechter Umgebung ohne Zeitdruck erfolgen, das Kind muss entspannt und angstfrei sein, da sonst Artefakte entstehen können und die Ergebnisse nicht interpretierbar sind. Deshalb sollten mindestens zwei Ableitungen, bei jedem pathologischen Kurvenverlauf mehrere Ableitungen durchgeführt werden. Mögliche Angespanntheit des Kindes sowie die Miktionslage (meist im Sitzen, selten im Stehen) sollten dokumentiert werden. Es ist ferner notwendig, dass die Messung bei gefüllter Blase vorgenommen wird. Deshalb kann den Kindern während der Untersuchung Flüssigkeit angeboten werden. Bei Harndrang und sonographisch nachgewiesener voller Blase wird die Uroflowmetrie nach vorheriger Instruktion durchgeführt (Abb. **7** u. **8**).

Allgemeine Richtlinien der Urodynamik finden sich bei Jonas et al. (1980) und bei Schultz-Lampel u. Thüroff (1993). Die Terminologie der Uroflowmetrie wurde von Abrams et al. (1988) und für den Kinderbereich von Norgaard et al. (1998) standardisiert.

Die numerischen Parameter umfassen: maximaler Harnfluss, mittlere Harnflussrate, Miktionsvolumen, Miktions- und Harnflusszeit, Zeit

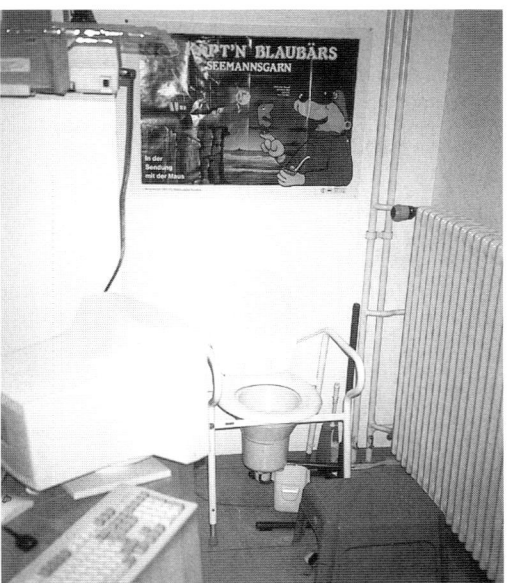

Abb. **7** Uroflowgerät, bestehend aus Toilettensitz, Trichter mit Uroflowregistrierung (rotierende Scheibe) und Auffanggefäß; im Vordergrund sieht man den Monitor zum Biofeedbacktraining. Auch dieses Gerät steht günstig im Untersuchungsraum, sodass das Kind bei Harndrang sofort untersucht werden kann.

bis zum maximalen Harnfluss. Dabei müssen die absoluten Werte alters- und funktionsbezogen interpretiert werden. Als grober Hinweis sollte die Blasenkapazität (maximales Miktionsvolumen) = 30 + (Alter mal 30) ml betragen (2 Standardabweichungen: ± 80 ml). Der maximaler Fluss = Wurzel aus Volumen ml/s (2 Standardabweichungen: ± 7ml/s.) (Hjälmas 1988).

Wichtiger als die numerischen Parameter ist die Form der Kurve. Die Uroflowkurven werden nach Järvelin et al. (1990a) in vier Formen eingeteilt:

1. Glockenform: die Harnflusskurve steigt „glockenförmig" bis zu einem Maximum an und fällt anschließend langsamer wieder ab; sie entspricht einer normalen Blasenentleerung (Abb. **9**). *Subtypen*:
– Glockenform (das Maximum liegt im mittleren Drittel der Miktionszeit),
– früher Gipfel (höchstes Maximum im ersten Drittel der Miktion),
– später Gipfel (das höchste Maximum liegt im letzten Drittel der Miktion).

2. Plateau: Der Harnfluss steigt zunächst an, verbleibt aber bei einem reduzierten maximalen

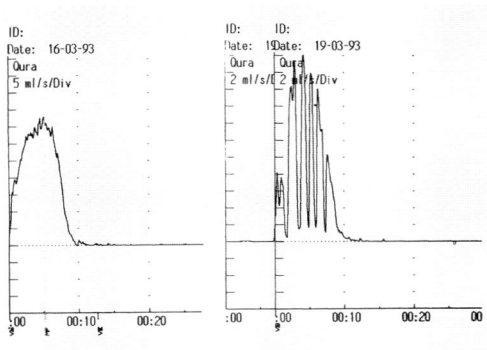

Abb. **8** Artefakte (willkürliche und unwillkürliche) können bei der Uroflowmetrie auftreten, wenn die Untersuchung nicht in einer entspannten, kindgerechten Umgebung durchgeführt wird. Links sieht man eine normale, glockenförmige Kurve, rechts eine intermittierende, staccatoförmige. Letztere wurde nicht durch eine Dyskoordination bedingt, sondern dadurch, dass das Mädchen beim Uroflow „Feuerwehr" spielte und den Harnfluss willkürlich unterbrach.

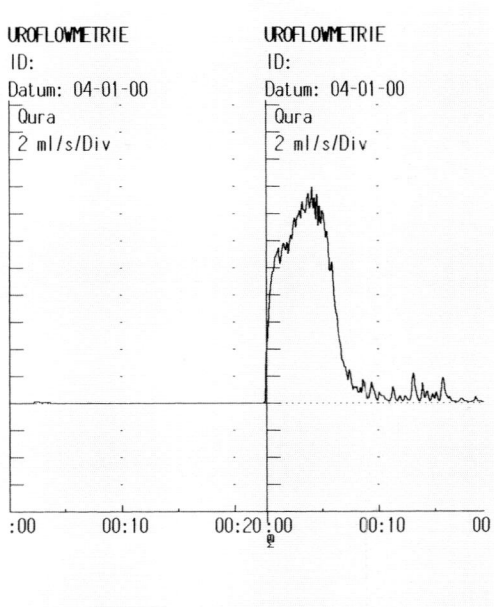

Abb. **9** Normale, glockenförmige Kurve eines 8-jährigen Jungen (ohne EMG).

Fluss „plateauförmig" über eine verlängerte Miktionszeit; sie ist ein möglicher Hinweis auf eine funktionelle oder strukturelle subvesikale Abflussstörung (Abb. **10**).

Plateau (das Plateau muss länger als 40% der Miktion messen und mehr als 80% des maximalen Harnflusses hoch sein).

3. Intermittierende (unduliert, staccato) Kurvenformen: Der Harnfluss wird inkomplett unterbrochen; dies ist meist durch eine Kontraktion des Beckenbodens und der Sphinkteren bedingt, seltener durch eine Detrusorhypoaktivität.

Undulatorisch (wellenförmig aussehende Kurve, wobei die Minima stets größer als 20% der größten Maximums sind).

Staccato (Kurve mit mehr als 2 Spitzen, wobei die Minima stets unter 20% des höchsten Maximus liegen) (Abb. **11**).

5. Fraktionierte Formen: Der Harnfluss wird komplett unterbrochen und erfolgt in mehreren Portionen (Fraktionen); die Kurven erreichen da-

durch die Null-Linie; sie stellen ähnliche, aber extremer ausgeprägte Dysfunktionen wie bei den intermittierenden Formen dar (Abb. **12**).

Manche Autoren unterscheiden noch eine **Turmform** (tower) mit frühem, extrem hohem maximalem Fluss (Hjälmas 1988; Norgaard et al. 1998) als mögliches Zeichen einer Sphinkterinsuffizienz.

Wegen der Artefaktanfälligkeit urodynamischer Untersuchungen sollten alle pathologischen Befunde bis zur Normalisierung wiederholt kontrolliert werden, d.h. in der Praxis 2- bis 3-mal.

Bei persistierenden pathologischen Befunden sind weitergehende Untersuchungen unter Hinzuziehung kinderurologischer, -radiologischer und -nephrologischer Konsilien indiziert.

> Bei der Uroflowmetrie handelt es sich um ein einfaches, nichtinvasives Untersuchungsinstrument, das wichtige funktionelle Hinweise über die Entleerungsphase, also den Harnfluß an sich, liefert. Eine Beurteilung der Sphinkter- und Beckenbodenmuskelaktivität während der Entleerung ist nicht möglich. Ebenso lassen sich über die Füllungsphase, d.h. den Zeiträumen zwischen den Miktionen, keine Informationen gewinnen.

3.3.2   Uroflowmetrie mit Beckenboden-EMG

Die EMG-Ableitung kann wichtige zusätzliche funktionelle Informationen zu der Uroflowmetrie liefern. Nach Abrams et al. (1988) ist jede EMG-Aktivität während der Miktion abnormal, außer der Patient versucht willkürlich, die Miktion zu unterbrechen.

Während Nadelelektroden zur Diagnose der Innervation von Muskelgruppen bei neurologischen Erkrankungen dienen, sind Oberflächenelektroden, vor allem bei Kindern, zur urodynamischen Diagnostik geeignet (Abb. **13**). Sie sind schmerzfrei, leicht anzulegen, erlauben Mobilität, die Compliance ist hoch. Praktisch werden zwei Neonatal-EKG-Einmal-Elektroden perianal bei ca. 2 und 10 Uhr (ventrolateral vom Anus) appliziert (Barrett 1980). Eine gesonderte Hautreinigung ist bei den guten Klebeeigenschaften im Kindesalter häufig nicht notwendig, das EMG-Signal wird verstärkt und akustisch wiedergege-

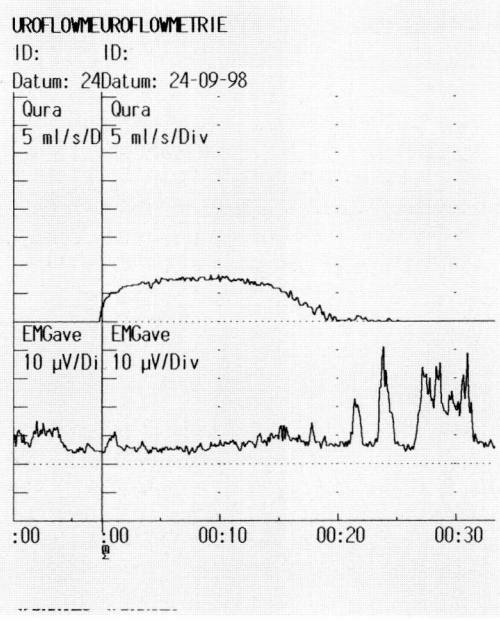

Abb. 10   Plateauförmige Kurve mit entspanntem EMG bei einem 8-jährigen Jungen mit primärer Enuresis nocturna und Zustand nach einer operativen Revision einer Hypospadie. Das Plateau ist durch die anatomische Enge der Harnröhre bedingt, der Beckenboden ist während der Miktion entspannt. Es fand sich kein Resturin. Trockenheit wurde durch ein Klingelgerät erreicht.

Abb. **11**   Uroflowmetrie: Bei dem gleichen 13-jährigen Mädchen (Abb. **6**) staccatoförmige Kurve mit EMG-Aktivität vor, während und nach der Miktion. Solche Auffälligkeiten finden sich häufiger bei der Harninkontinenz bei Miktionsaufschub und bilden sich bei Normalisierung des Miktionsverhaltens zurück.

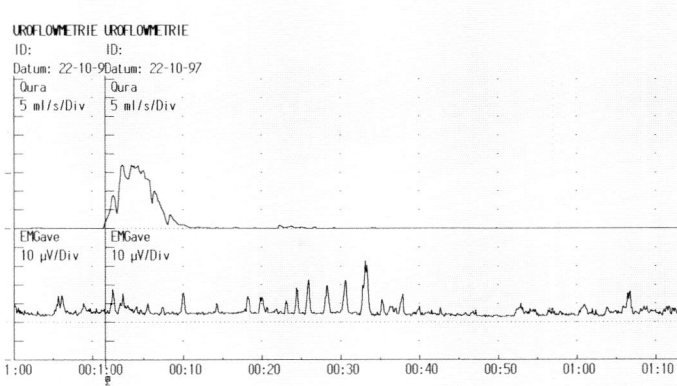

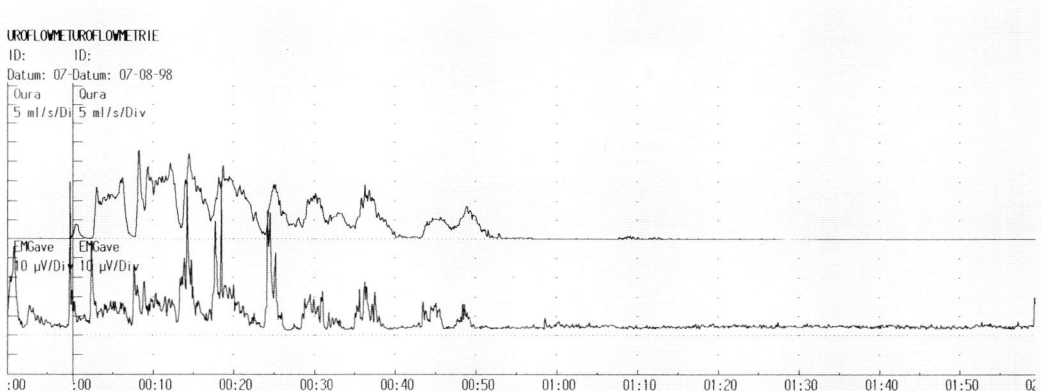

Abb. **12**   Uroflowmetrie: Detrusor-Sphinkter-Dyskoordination bei einem 11-jährigen Mädchen: fraktionierte Kurve mit ausgeprägter EMG-Aktivität. Durch die Kontraktion des Beckenbodens wird der Harnfluss wiederholt unterbrochen oder abgeschwächt, die Miktionszeit ist verlängert, die maximale Flussgeschindigkeit vermindert. Es wurde ein erfolgreiches Biofeedbacktraining unter teilstationären Bedingungen durchgeführt.

ben sowie simultan mit der Uroflowkurve auf Papier registriert.

Natürlich werden dabei EMG-Signale des äußeren analen Sphinkters abgeleitet. Sowohl Barrett (1980) und Nielsen et al. (1985a) konnten jedoch die Zuverlässigkeit von pädiatrischen EKG-Einwegelektroden mit perianaler Ableitung nachweisen. Der einzige Nachteil, eine Ableitung von einem relativ großen Muskelareal, ist nur bei neurologisch auffälligen Kindern bedeutsam. Zur Urodynamik ohne neurologische Auffälligkeiten ist die Übereinstimmung der Innervation des Sphincter externus urethrae mit dem Sphincter externus ani relativ groß.

Die EMG-Befunde können in drei Kategorien eingeteilt werden (von Gontard 1995): 1. Vollstände Relaxation (normal); 2. variable Relaxation während der Miktion (auffällig); 3. keine Relaxation während der Miktion (eindeutig pathologisch).

Die simultane Uroflowmetrie und die Beckenboden-EMG-Ableitung erlauben eine funktionelle Beurteilung des Zusammenspiels (Koordination) von Detrusor und Schließmuskeln während der Entleerungsphase. Eine Plateau ohne EMG-Aktivität z.B. spricht eher für eine strukturelle, mit EMG-Aktivität für eine funk-

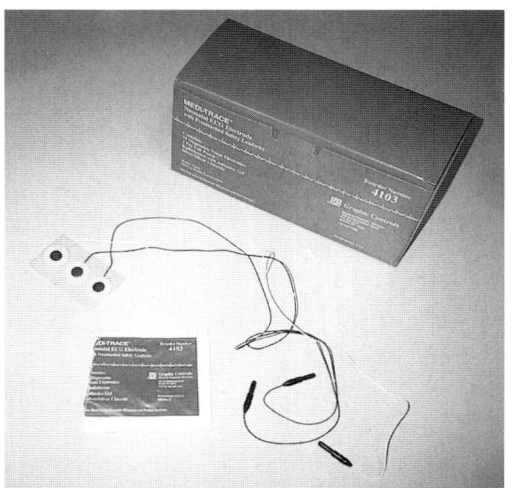

Abb. **13**   Einmal-Klebeelektroden   (Neugeborenen-EKG-Elektroden): zwei werden perianal appliziert (eine Erdungselektrode an den Extremitäten) und registrieren über ein Elektromyogramm (EMG) Kontraktionen der Beckenbodenmuskulatur.

tionelle subvesikale Abflussstörung. Eine fraktionierte Kurve z.B. könnte auch bei eine Detrusorinsuffizienz auftreten. Erst die simultane EMG-Aktivität als Ausdruck der Sphinkterkontraktion beweist die Detrusor-Sphinkter-Dyskoordination. Da es dabei ebenfalls um eine nichtinvasive, leicht durchzuführende Untersuchung handelt, sollte diese Kombination als optimale Routineuntersuchung bevorzugt werden.

Die Relevanz der Uroflowmetrie kann an eignen Daten verdeutlicht werden.

Die tags einnässenden Kinder hatten häufiger pathologische, vor allem mehr staccatoförmige

und fraktionierte und deutlich weniger normale, glockenförmige Kurven (Tab. **3**).

Doch auch die Subgruppen der Tagseinnässer unterscheiden sich (Tab. **4**): Kinder mit einer idiopathischen Dranginkontinenz hatten die höchste Rate von normalen, glockenförmigen Kurven – häufig allerdings mit kleinen Volumina und frühen Gipfeln, bedingt durch die Instabilität des Detrusors. Bei den Kindern mit einer Harninkontinenz bei Miktionsaufschub fallen die hohen Raten von plateau- und stakkatoförmigen Kurven als Zeichen einer funktionellen Störung der Blasenentleerung bei chronischer Harnretention auf. Schließlich finden sich definitionsgemäß bei den Kindern mit einer Dyskoordination nur staccatoförmige oder fraktionierte Miktionen (von Gontard et al. 1999b).

3.3.3   Urinbakteriologie

Eine bakteriologische Untersuchung ist indiziert bei einem klinischen Verdacht auf einen Harnwegsinfekt und bei entsprechendem Verdacht nach Screening mit Teststreifen. Sie ist nicht bei jedem einnässenden Kind notwendig. Da Harnwegsinfekte bei tags einnässenden Kindern deut-

Tabelle **3**   Klinische Befunde (von Gontard 1995; von Gontard et al. 1999b)
Vergleich der Uroflowkurven bei Kindern mit Enuresis nocturna und Einnässen tags

Befunde		Enuresis nocturna (%) (n=109)	Einnässen tags (%) (n=56)
Uroflow:	Glocke	75,2	58,9
Uroflow:	Plateau	11,9	7,1
Uroflow:	unduliert/ staccato	7,3	21,4
Uroflow:	fraktioniert	5,5	12,5

Tabelle **4**   Klinische Befunde (von Gontard, 1995; von Gontard et al. 1999b): Vergleich der Uroflowkurven bei tags einnässenden Kindern mit Dranginkontinenz, Harninkontinenz bei Miktionsaufschub und Detrusor-Sphinkter-Dyskoordination

Befunde		Dranginkontinenz (n=22)	Miktionsaufschub (n=27)	Dyskoordination (n=7)
Uroflow:	Glocke	77,3%	59,3%	0
Uroflow:	Plateau	0	14,8%	0
Uroflow:	unduliert/ staccato	22,7%	22,2%	14,3%
Uroflow:	fraktioniert	0	3,7%	85,7%

lich häufiger sind, muss bei dieser Risikogruppe besonders sorgfältig nach Infektionen gefahndet werden. Manifeste Harnwegsinfekte erfordern eine antibiotische Therapie, rezidivierende Harnwegsinfekte eine Reinfektionsprophylaxe (Rascher 1992; Michalk 1993). Asymptomatische Bakteriurien werden wegen der Gefahr der Anzüchtung von Resistenzen nicht behandelt (Hansson 1992).

3.3.4 Psychiatrische Diagnosen

Bei jedem Kind sollte ein Screening bezüglich Verhaltensauffälligkeiten erfolgen. Neben der Anamnese, der Beobachtung und dem Gespräch mit dem Kind sind Fragebögen die zeitlich ökonomischste Methode. Sie werden von Kindern und Eltern mit hoher Akzeptanz ausgefüllt, wenn ihnen die Notwendigkeit hierzu erläutert wird.

Detaillierte psychologische Untersuchungen dagegen sind zeitaufwendig und können nicht bei jedem Kind durchgeführt werden, sondern auch nur bei eindeutiger Indikation bei entsprechender psychiatrischer Komorbidität.

Es gibt Risikogruppen, bei denen eine genauere Diagnostik erforderlich ist. Die Rate von psychiatrischen Störungen ist:
– höher bei tags Einnässenden als bei nächtlichen Enuretikern (Berg et al., 1977)
– höher bei der Harninkontinenz bei Miktionsaufschub und der Detrusor-Sphinkter-Dyskoordination als bei der idiopathischen Dranginkontinenz (von Gontard 1995),
– höher bei der sekundären als bei der primäre Enuresis nocturna (Feehan et al. 1990),
– besonders niedrig bei der primären monosymptomatischen Enuresis nocturna (von Gontard 1995).

Diese Risikogruppen benötigen deshalb eine intensivere Diagnostik. Auch die Form der Störungen unterscheidet sich je nach Einnässtyp. Zusammengefasst sind expansive, externalisierende Störungen häufiger als emotionale, introversive Störungen bei der Gesamtgruppe der einnässenden Kindern (von Gontard 1995). Es finden sich folgende spezifische Störungsmuster:
– Enkopresis und Obstipation bei Tagseinnässenden,
– emotionale, introversive Störungen bei der sekundären Enuresis nocturna,

– oppositionelle Störungen des Sozialverhaltens bei der Harninkontinenz bei Miktionsaufschub,
– hyperkinetisches Syndrom mit oder ohne Störung des Sozialverhaltens bei primärer Enuresis nocturna (falls diese überhaupt eine Komorbidität aufweisen) (von Gontard 1995).

Auch Teilleistungsschwächen und spezifische Entwicklungsdefizite sind bei einnässenden Kindern häufiger – vor allem Störungen der Sprache, des Sprechens und der Motorik (Essen u. Peckham 1976), aber auch Legasthenie und Dyskalkulie. Bei entsprechendem Verdacht sollte eine spezifische testpsychologische Diagnostik veranlasst werden. Da auch lern- und geistig behinderte Kinder häufiger einnässen, sollte bei Verdacht (nicht routinemäßig) eine entsprechende Intelligenzmessung veranlasst werden (Järvelin et al. 1988).

Trotz dieser Vorbemerkungen sollte bei jedem Kind überprüft werden, ob eine kinderpsychiatrische Diagnose vorliegt oder nicht. Im Gegensatz zu den somatischen Fächern – wie der Kinderheilkunde – hat sich in der Kinder- und Jugendpsychiatrie die *multiaxiale Klassifikation* bewährt. Dabei wird nicht nur eine Diagnose vergeben, sondern es werden mehrere Dimensionen oder Achsen berücksichtigt. Die Vergaben von Diagnosen orientieren sich an standardisierten Kriterien, die in Klassifikationsschemata aufgeführt sind. Während in Europa die ICD-10 (WHO 1993) bevorzugt wird, ist in den USA die DSM-IV (APA 1994) das Standardinstrument. Es werden folgende Achsen unterschieden (Remschmidt u. Schmidt 1994):
1. Achse: psychiatrische Diagnose.
2. Achse: Teilleistungs- und spezifische Entwicklungsstörungen.
3. Achse: Intelligenz.
4. Achse: somatische Diagnose.
5. Achse: psychosoziale Risiken der letzten 6 Monate.
6. Achse: Globalbeurteilung der psychosozialen Anpassung.

In diesem Rahmen können natürlich nicht alle Test- und Fragebogenverfahren dargestellt werden. Wir beschränken uns deshalb auf die Methoden, die sich in unserer Ambulanz bewährt haben.

3.3.5 Spezielle Fragebögen

3.3.5.1 Allgemeine Fragebögen zum Verhalten

Neben Elternangaben können bei Fragebögen auch andere Informationsquellen herangezogen werden. Ab einem Alter von 11 Jahren können die CBCL-Elternfragebögen durch den YSR (Youth Self Report) von Achenbach (1991b) ergänzt werden, um die Sicht der Kindern bzw. der Jugendlichen kennen zu lernen. Gerade bei introversiven, emotionalen Problemen können Kinder sich besser und genauer einschätzen als ihre Eltern. Auch kann es wichtig sein, Näheres über das Verhalten des Kindes in der Schule zu erfahren. Hierfür bietet sich der TRF (Teachers Report Form) von Achenbach (1991b) an. Der Vorteil dieser drei Fragebögen ist die Vergleichbarkeit der Einzel-Items und der Skalen. Nach eigener Erfahrung wünschen Eltern und Kinder vor allem von nächtlichen Einnässern nicht, dass ihre Lehrer hiervon etwas erfahren. Wir setzen deshalb den Lehrerfragebögen nur bei den Fällen ein, bei denen sich Verhaltensprobleme im schulischen Rahmen manifestieren, wie z.B. bei einem hyperkinetischen Syndrom.

3.3.5.2 Fragebögen zum Selbstwertgefühl

Das Selbstwertgefühl ist bei vielen einnässenden Kinder eingeschränkt. So war in einer repräsentativen bevölkerungsbezogenen schwedischen Studie (Hägloff et al. 1996) das Selbstwertgefühl von einnässenden Kindern signifikant niedriger als bei Kontrollpersonen, vor allem bei Jungen sowie bei Kindern aus niedrigen sozialen Schichten. Unter symptomatischer Therapie stieg das Selbstwertgefühl nach 3 Monaten an und unterschied sich mit 6 Monaten nicht gegenüber den Kontrollpersonen.

Um diese Dimensionen zu erfassen, eignen sich spezielle Fragebögen. Der Selbstwert-Fragebogen von Butler ist ein einfacher Fragebogen, bei dem Eigenschaften in einer 6-Punkte-Skala bewertet werden (Butler 1994). Er eignet sich sogar bei Kinder ab einem Alter von 6 Jahren. Die ersten 8 Items bezeichnen „positive" Eigenschaften, die 12 anderen „problematische". Die beiden Items „ängstlich" und „fühle mich anders als andere" sollen typisch sein für enuretische Kinder (Butler

1994). Mit einem Blick lässt sich so ein Hinweis auf die subjektive Sicht des Kindes gewinnen, der im Gespräch vertieft werden kann.

Andere Fragebögen zum Selbstwertgefühl wie z.B. der Piers-Harris-Fragebogen (Piers 1984; Moffat et al. 1987) sind ausführlicher und deshalb für ältere Kinder (ab 8 Jahren) und Jugendliche geeignet. Sie sind genormt und ermöglichen die Berechnung einzelner Skalen. Sie haben sich als allgemeine Screening-Instrumente in Klinik und Forschung bewährt.

3.3.5.3 Spezielle Fragebögen

Von Butler (1994) wurden noch weitere Fragebögen entwickelt, um Teilaspekte des Einnässens zu eruieren. Die Kinder-Fragebögen umfassen: Fragebogen zu Ursachen und Attribution des Einnässens und zu Auswirkungen des Einnässens. Die Elternfragebögen betreffen die Toleranz gegenüber dem Einnässen.

Nach unserer eigenen Erfahrung spielt die elterliche Intoleranz gegenüber dem Einnässen ihrer Kinder eine geringere Rolle als in England, sodass durchaus kulturelle Unterschiede eine Rolle spielen können. Eine direkte Exploration und ein Interview mit dem Kind scheinen auch effektiver und zuverlässiger zu sein, da das Kind sich in einer geschützten Atmosphäre eher öffnen kann. Wenn Kinderfragebögen eingesetzt werden, ist es notwendig, dass eine Vertraulichkeit gewahrt wird, z.B. dass die Kinder die Bögen in Abwesenheit der Eltern ausfüllen dürfen und nicht ohne Einverständnis des Kindes weitergereicht werden.

3.3.6 Testpsychologie

3.3.6.1 Interview und Zeichnungen

Ohne Anwesenheit der Eltern können Kinder nach ihrer Sicht befragt werden und geben schon ab einem jungen Alter von 5 Jahren sehr offen Auskunft über Ihr Erleben. In Anlehnung an Butler (1987) haben wir bei allen Kindern ein strukturiertes Interview durchgeführt. Dabei gaben 70% Nachteile durch das Einnässen an (Tab. **5**). Sie leiden darunter, dass sie nicht bei Freunden übernachten können, haben Angst vor Schulausflügen; sie schämen sich oder sind verärgert; sie fühlen sich „anders" als andere Kinder und versu-

Tabelle **5** Subjektive Sicht des Kindes in einem strukturierten Interview (n = 165; reine nächtliche Enuresis und kombiniertes Einnässen tags und nachts)

Subjektiv empfundene Folgen	Prozent
Nachteile	70,3
Soziale: nicht woanders schlafen, keine Freunde zu Hause erlaubt	32,1
Stimmung: traurig, schäme mich, ärgerlich	16,4
Isolierung: komme mir wie ein Baby vor, niemand darf es wissen, fühle mich anders	6,7
Missempfindung: unangenehm, nass, kalt, juckt, eklig	32,1
Direkte Folgen: muss duschen, in Pampers schlafen, bekomme deswegen kein Fahrrad	17,6
Vorteile	4,9

chen, das Einnässen zu verheimlichen; sie finden, dass das Bett sich unangenehm anfühlt und leiden unter den Konsequenzen. Nur 4,9% sehen irgendwelche Vorteile im Einnässen – als angenehmes Gefühl und durch vermehrte mütterliche Zuwendung.

Eine weitere kindgerechte Technik, die sich bewährt hat, sind Zeichnungen über das Erleben des Einnässens. In Anlehnung an Butler (1987) bitten wir die Kinder: „Zeichne, wie du dich nach einer trockenen und nach einer nassen Nacht fühlst." Dabei fanden sich in den Bildern von 156 nächtlichen Einnässern bei 42,3% eine traurige Mimik, bei 48,1% eine traurige Stimmung und bei 25% eine traurige Gestik. Die ausdrucksvollen Bilder ermöglichen ein vertieftes Gespräch mit den Kindern.

3.3.6.2 Leistungsdiagnostik

Eine Intelligenzmessung ist routinemäßig nicht notwendig, da sich einzelne Subgruppen bezüglich der Intelligenz nicht differenzieren lassen. In eignen Untersuchungen lag der Gesamt-IQ, gemessen mit dem CFT1/20-Test, für nächtliche Enuretiker bei 103,17 (SD 12,05) – für die Tageseinnässer bei 102,17 (SD 11,76) (von Gontard 1995).

Bei entsprechender Indikation kann es allerdings notwendig sein, eine Intelligenztestung durchzuführen. Dabei erlauben eindimensionale Intelligenztests eine globale Einschätzung des Intelligenzniveaus, mehrdimensionale Tests eine Erfassung eines „kognitiven Profils" mit speziellen Schwächen und Stärken. Diese Tests sollten nur von Diplom-Psychologinnen/en oder anderen geschulten Berufsgruppen durchgeführt werden, sollten eine Verhaltensbeobachtung enthalten und sorgfältig interpretiert werden.

Von den eindimensionalen Tests haben wir vor allem den Culture Fair Intelligence Test (CFT 1 oder 20; Catell u. Weiss) und den CPM (Becker et al. 1980) verwendet.

Bei dem CFT handelt es sich um einen eindimensionalen Leistungstest, der auf der Grundlage der von Catell beschriebenen Intelligenztheorie entwickelt wurde. Im Alter von 5–9 Jahren wird der CFT 1 durchgeführt (bei den 9- bis 10-jährigen Kindern der CFT 20).

Er besteht aus 5 Subtests: 1. Substitutionen, 2. Labyrinthe, 3. Klassifikationen, 4. Ähnlichkeiten und 5. Matrizen. Subtest 1 und 2 werden als Teil 1 zusammengefügt und spiegeln optische Wahrnehmung, Wahrnehmungsgeschwindigkeit und Auffassung bei einfach strukturierten Problemstellungen wider. Subtests 3, 4 und 5 ergeben am ehesten ein Maß für die grundlegenden intellektuellen Fähigkeiten (sprachunabhängige Denkkapazität).

Bei dem CPM (Raven) muss das Kind ein geometrisches Muster aus 6 Möglichkeiten aussuchen, das in ein Muster hineinpasst. Es ist ein sprachunabhängiger Test ohne Zeitbeschränkung und stellt ein Maß für die „Grundintelligenz" (G-Faktor) dar.

Bei den mehrdimensionalen Tests verwenden wir im Kindesalter ausschließlich den Kaufman Assessment Battery for Children (K-ABC), der für das Alter von 2;6 bis 12;6 Jahren geeignet ist. Er besteht aus 13 Untertests (Kaufman u. Kaufman 1983; Melchers u. Preuß 1991, 1992). Die Dimensionen „erworbenes Wissen" als Maß der Förderung, die „Skala intellektueller Fähigkeiten" als Grundintelligenz mit den Subskalen „sequenzielles, einzelheitliches Denken" und „ganzheitliches Denken" können unterschieden werden.

Ab dem Alter von 12 Jahren werden die traditionellen Wechsler-Verfahren (HAWIK-R bis 16 Jahre; neue Version: HAWIK-III; und HAWIE-R ab 16 Jahre) verwendet (Tewes 1984, 1991). Bei dem Verdacht auf Teilleistungsschwächen müssen weitere spezifische Tests, z.B. Rechtschreib- und Rechentests, durchgeführt werden, die aber erfahrenen Psychologen vorbehalten sein sollten.

3.3.6.3 Projektive Verfahren

An projektiven Verfahren hat sich der Familie-in-Tieren-Test (Brem-Gräser) bei einnässenden Kindern bewährt (Brem-Gräser 1995).

3.3.6.4 Familiendiagnostik

Da häufig familiäre Interaktionsprobleme vorliegen, hat sich der Family-Relations-Test (Anthony u. Bene 1957; Flämig u. Wörner 1977) bewährt, der die subjektive Sicht des Kindes bezüglich seiner Beziehung zu den einzelnen Familienangehörigen wiedergibt.

3.4   Weitergehende Diagnostik

Die weitergehende Diagnostik umfasst:
- Zystometrie.
- Miktionszystourogramm.
- Urologische/kindernephrologische Diagnostik.
- Stationäre kinderpsychiatrische Diagnostik.

Bei plateauförmigen Kurven mit dem Verdacht einer subvesikalen Abflussbehinderung ist ein Röntgen-MCU (Miktionszystourogramm), evtl. sogar eine Zystoskopie indiziert. Bei staccatoförmigen oder fraktionierten Kurven, die sich nicht unter therapeutischen Maßnahmen bessern, sind differenziertere urodynamische Untersuchungen (Zystometrie, s.u.) und ebenfalls ein MCU bei Verdacht auf einen vesikoureteralen Reflux indiziert.

Weder ein MCU (American Academy of Pediatrics 1980) noch eine Zystoskopie (Nielsen et al. 1985b; Johnson et al. 1980) sollte routinemäßig ohne eindeutige Indikation durchgeführt werden. Leider erlebten wir immer wieder Kinder, die meist von Erwachsenen-Urologen indizierte (d.h. nicht spezialisierten Kinderurologen) unnötige invasive Maßnahmen erleiden mussten.

3.4.1   Zystometrie

Informationen über die Füllungsphase können nur über aufwendige urodynamische Untersuchungen gewonnen werden. Diese umfassen neben der Uroflowmetrie und dem Beckenboden-EMG: eine intravesikale (mit transurethralem oder suprapubischem Katheter) und eine intraabdominelle (mit rektaler Sonde) Druckmessung.

Der Detrusordruck entspricht der Differenz der beiden Drücke (intravesikaler minus intraabdomineller Druck). Die Blase wird mit einem Füllmedium langsam mehrfach bis zur Miktion gefüllt.

Diese Untersuchungen sollten nur in kinderurologischen Zentren unter exakter Indikationsstellung durchgeführt werden. Sie sind vor allem bei neurogenen und strukturellen Formen der Harninkontinenz indiziert sowie bei therapieresistenten, persistierenden funktionellen Formen mit unklarer Diagnose. Bei einer kindgerechten Durchführung und Vorbereitung sind sie wenig belastend (Hjälmas 1988).

3.4.2   Miktionszystourogramm

Radiologische Untersuchungen sind routinemäßig nicht indiziert, wie schon in den achtziger Jahren die amerikanische kinderärztliche Vereinigung feststellte (American Academy of Pediatrics 1980). Eine Untersuchung, die relativ häufig notwendig ist, ist die Miktionszystourographie (MCU), da Harnleiter und Harnröhre mit Ultraschall nicht beurteilt werden Können. Beim MCU wird die Blase mir einem Kontrastmittel über einen dünnen Katheter gefüllt und Röntgenaufnahmen während der Blasenentleerung aufgenommen. Für die Miktionszystourographie (MCU) gibt es zwei Hauptindikationen: 1. Bei einem Verdacht auf einen vesikoureteralen-Reflux; 2. Bei einem Verdacht auf eine subvesikale Abflussbehinderung (z.B. bei einem wiederholt plateauförmigen Uroflow). Nach Olbing (1993) sollte ein MCU zusätzlich bei allen Kindern mit einer Detrusor-Sphinkter-Dyskoordination und vorausgegangenen febrilen HWI durchgeführt werden, da die Gefahr eines Refluxes und einer Schädigung des oberen Harntraktes deutlich erhöht ist.

3.4.3   Urologische/kindernephrologische Diagnostik

In einzelnen, seltenen Fällen sind weitergehende, intensivere diagnostische Maßnahmen notwendig, die in den Händen von pädiatrisch-nephrologisch und kinderurologisch erfahrenen Kollegen liegen sollten.

3.4.4 Stationäre kinderpsychiatrische Diagnostik und Therapie

Fast alle Kinder mir Einnässproblemen können ambulant diagnostiziert und behandelt werden. Dennoch gibt es eine kleine Gruppe, die eine intensivere Form der Behandlung benötigt. Dies kann entweder teilstationär in einer Tagesklinik oder vollstationär erfolgen. Die *Indikationen* hierfür sind:

– Schweregrad der begleitenden psychiatrischen Symptomatik,
– Therapieresistenz unter ambulanten Bedingungen,
– spezielle Therapieprogramme wie Biofeedbackverfahren,
– schwere familiäre Interaktionsprobleme.

4 Enuresis nocturna

4.1 Klassifikation der Enuresis nocturna

Bei dem nächtlichen Einnässen handelt es sich in fast allen Fällen um eine Enuresis, d.h., die Funktion der Blase ist nicht gestört, aber es kommt zu einem Einnässen am falschen Ort zur falschen Zeit. Nächtliche Formen der Harninkontinenz sind dagegen extrem selten. Wie im ersten Kapitel besprochen, werden primäre und sekundäre, monosymptomatische (isolierte) und nichtmonosymptomatische Formen unterschieden. Beide Unterscheidungen sind wegen der unterschiedlichen Begleitsymptomatik von praktischer Relevanz.

Die Bezeichnung *primär* bzw. *sekundär* bezieht sich auf das längste trockene Intervall – unabhängig davon in welchem Alter und ob es spontan oder durch Behandlung erreicht wurde. Üblicherweise wird ein Intervall von *6 Monaten* gewählt (Järvelin et al. 1988). Es werden auch andere Definitionen nach 1(Largo et al. 1978), 3 (Olbing 1993) oder 12 Monaten (DSM-III-R – APA 1987; Fergusson u. Horwood 1994) verwendet. In eigenen Untersuchungen sind die Definitionen von 3 oder 6 Monaten am sinnvollsten, denn sie konnten sekundäre Enuretiker als eine Risikogruppe für eine Reihe von Stressoren am besten differenzieren.

Die Definition von *monosymptomatisch (synonym: isoliert)* ist schwieriger. Eine klinische Definition (Hjälmas et al. 1997) definierte eine monosymptomatische Enuresis nocturna als ein nächtliches Einnässen:
– ohne Einnässen tags,
– ohne Einkoten,
– mit 4–7 Miktionen/Tag
– und ohne Drangsymptome, Miktionsaufschub, Haltemanöver, Pressen, unterbrochenen Harnfluss.

Das Vorliegen dieser letztgenannten Symptome spricht für eine Blasendysfunktion, d.h. für eine Drangsymptomatik, Miktionsaufschub oder Detrusor-Sphinkter-Dyskoordination, die jedoch nicht mit einem Einnässen tags assoziiert ist. Die Unterscheidung zwischen den monosymptomatischen und nichtmonosymptomatischen Formen ist notwendig, da es sich klinisch und ätiologisch um unterschiedliche Störungen handelt, die verschiedene, differenzierte Therapien erfordern. Leider wird sie oft nicht vorgenommen und bei der sekundären Enuresis nocturna nicht berücksichtigt.

Nichtmonosymptomatische Enuresisformen sind gar nicht so selten, so wiesen in einer großen epidemiologischen Untersuchung nur 39% der nachts einnässenden Mädchen (n = 48/122) und 59% der Jungen (n = 129/218) eine reine isolierte Enuresis nocturna auf. Alle anderen nässten tags zusätzlich ein (32% der Mädchen, 17% der Jungen) oder hatten Drang- oder Blasenentleerungsprobleme ohne Einnässen (Hellström et al. 1990).

Die **monosymptomatische** Enuresis nocturna wird auch als „isolierte Schlafenuresis" bezeichnet, da sie nicht nur nachts, sondern während des Mittagsschlafs auftreten kann (Olbing 1993).

Definitionen der Enuresis nocturna

Primäre monosymptomatische (isolierte) Enuresis nocturna: nächtliches Einnässen ohne längeres trockenes Intervall (< 6 Monate) und ohne zusätzliche Miktionsauffälligkeiten tags.

Primäre nichtmonosymptomatische Enuresis nocturna: primäres nächtliches Einnässen mit Enkopresis, Drangsymptomen, Miktionsaufschub, Dyskoordination und/oder sonstigen Miktionsauffälligkeiten tags.

Sekundäre Enuresis nocturna: nächtliches Einnässen nach einem trockenen Intervall von mindestens 6 Monaten.

4.2 Epidemiologie der Enuresis nocturna

Das Erlangen von Kontinenz (Trockenheit) ist ein Reifungsprozess, der langsam erworben wird und durch einen Vielzahl von endogenen (biologischen) und exogenen (familiären, soziokulturellen) Faktoren beeinflusst wird.

Kinder werden tags früher trocken als nachts, Jungen nässen 1,5- bis 2-mal häufiger ein als Mädchen. Pro Jahr werden in jeder Altersgruppe ca. 13,5% der Kinder trocken. Je nach Definition nässen 25% der Vierjährigen, 10% der Siebenjährigen und 1–2% der Jugendlichen und 1% der Erwachsenen nachts ein (Wille 1994a; De Jonge 1973; Krantz et al. 1994).

Epidemiologisch wurden Kinder im Alter von 7 Jahren am genauesten untersucht. Dies ist in vielen Ländern das Schuleintrittsalter, zu dem erwartet wird, dass Kinder trocken geworden sind. In Tab. **6** werden die wichtigsten Längs- (Largo u. Stützle 1977; Largo et al. 1978; Fergusson et al. 1986, 1990; Fergusson u. Horwood 1994; McGee et al. 1984 und Feehan et al. 1990) und Querschnittsstudien (Järvelin et al. 1988; Hellström et al. 1990) zusammengefasst. Es wird deutlich, dass je nach Definition ca. 10% aller 7-jährigen Kinder noch einnässen, wobei ein großer Teil davon unter einer sekundären Enuresis nocturna leidet. Nach Fergusson et al. (1986) trägt das Alter von 7 Jahren sogar das höchste Risiko für eine sekundäre Enuresis nocturna: mit 5 Jahren liegt die Rate bei 4,7%, mit 7 Jahren bei 5,1% und mit 8 Jahren bei 4,1%.

4.3 Pathogenese

Was sind die Ursachen für ein so häufiges Phänomen wie die Enuresis nocturna?

Die folgenden Ausführungen sollen zeigen, dass:
1. es sich nicht um eine Störung der Blase handelt,
2. es eine komplexe, genetisch determinierte Reifungsstörung des zentralen Nervensystems darstellt,
3. das nächtliche Einnässen nicht durch psychische Faktoren verursacht wird, obwohl diese den Verlauf beeinflussen und zum Rückfall führen können.

Zum Verständnis der Enuresis nocturna werden neuere Befunde zur Urodynamik, Entwicklung, Feinneurologie, Schlaf, Neurophysiologie, Endokrinologie, Genetik und Kinderpsychiatrie zusammengefasst.

4.3.1 Urodynamik

Die Blasenfunktion einnässender Kinder wurde sowohl tags wie auch nachts mit der nahe liegenden Frage untersucht, ob das Einnässen nicht einer Störung der Blase entspricht. Die z.T. widersprüchlichen Befunde sind überwiegend methodisch bedingt. So wurden häufig heterogene

Tabelle **6** Häufigkeit der primären und sekundären Enuresis nocturna im Alter von 7 Jahren

Studie	Zahl der Kinder	Definition der Enuresis (Def. der sek. Enuresis)	Häufigkeit
Largo et al. 1978 Schweiz	413	vollständige Blasenkontrolle (sek.: mind. 1 Monat)	nur primär: Jungen 5,3%, Mädchen 3,3% sekundär: Jungen 5,9%, Mädchen 1,5% gesamt: Jungen 11,2%, Mädchen 4,5%
Mc Gee et al. 1984 Neuseeland	1037	DSM-III : 1-mal/Monat (sek.: mind. 12 Monate)	primär: Jungen 11,2%, Mädchen 9,4% sekundär: Jungen 4,7%, Mädchen 5,0% gesamt: Jungen 15,9% ,Mädchen 14,4%
Fergusson et al. 1986 Neuseeland	1265	definitiv trocken - Angabe der Mutter (sek.: mind. 12 Monate)	primär: 5,2% sekundär: 5,1% gesamt: 10,3%
Järvelin et al. 1988 Finnland	3206	> 1-mal/in den letzten 6 Monaten (sek.: mind. 6 Monate)	primär: 2,7% sekundär: 3,7% gesamt: 6,4%
Hellström et al. 1990 Schweden	3556	1-mal/3 Monate	gesamt, 9,5% Jungen 11,9%, Mädchen 7,1%
		> 1-mal/Woche (sek.: nicht erfasst)	Jungen 3,8%, Mädchen 2,9%

Gruppen mit neurogenen Blasenstörungen, Harnwegsinfekten und Einnässen tags eingeschlossen. Auch können iatrogene Artefakte durch transurethrale (statt suprapubische) Katheter, Füllrate und -medium sowie Haltung des Kindes auftreten (Norgaard 1991; Norgaard et al. 1997).

Bei sorgfältiger Untersuchungstechnik fanden sich bei der monosymptomatischen Enuresis nocturna folgende urodynamische Merkmale (Norgaard 1991):

– eine normale strukturelle und funktionelle Blasenkapazität, die tags, wie auch nachts im Altersnormbereich liegt. Das Einnässen wird durch eine volle Blase ausgelöst.
– Die Blasenentleerung tags und nachts ist koordiniert und vollständig.
– tagsüber finden sich keine vermehrten Zeichen von Blaseninstabilität, d.h. von unkontrollierten, spontanen Kontraktionen des Detrusors. Aus diesem Grund sind auch Anticholinergika, die die periphere Blasenkontraktionen hemmen, bei der Enuresis nocturna wirkungslos.
– Nachts finden sich bei Subgruppen von Enuretikern Detrusorkontraktionen als Zeichen einer Instabilität. Dies betrifft nach Untersuchungen von Watanabe 30% der Enuretiker (Typ IIb). Die restlichen 70% zeigen keine Blasenkontraktionen (Watanabe u. Azuma 1987; Watanabe 1995).

Bei der isolierten, monosymptomatischen Enuresis nocturna handelt es sich nicht um eine Störung der Blase, die eine normale, altersentsprechende Funktion zeigt. Bei Subgruppen jedoch finden sich nachts Zeichen von Detrusorinstabilität. Tags ist die Blasenfunktion bei monosymptomatischen Enuretikern nicht verändert, wohl aber bei der nichtmonosymptomatischen Enuresis nocturna, weswegen die Unterscheidung dieser beiden Formen so wichtig ist. Bei der monosymptomatischen Enuresis nocturna dagegen sind Regulationsstörungen des ZNS mit noch nicht vollständig geklärten genetischen, neuroendokrinen, neurophysiologischen und neuropsychologischen Aspekten anzunehmen.

4.3.2 Entwicklung und Feinneurologie

Die Hypothese, dass die Enuresis nocturna nicht eine Störung der Blase, sonder des zentralen Nervensystems darstellt, wird durch die bekannten Assoziationen zwischen Entwicklungsauffälligkeiten und Enuresis gestützt. Schon Bakwin (1961) kam aufgrund der damaligen Literatur zum Schluss, dass die Enuresis „geeigneterweise zu den Entwicklungsstörungen gezählt werden kann – wie Störungen der Sprache und des Sprechens".

So fanden sich empirisch Zusammenhänge zwischen Enuresis nocturna und sprachlichen und motorischen Entwicklungsverzögerungen (Essen u. Peckham 1976). Auch konnten Järvelin et al. (1988) bei 3206 nicht selektierten, repräsentativen 7-jährigen finnischen Kindern zeigen, dass die Rate von Enuresis deutlich erhöht war bei Kindern, die verspätet eingeschult wurden oder körperlich oder geistig behindert waren (Raten von 24,8% bzw. 26,6% versus 9,5%). Das Knochenalter (Mimouni et al. 1985) und das Längenwachstum (Power u. Manor 1995) sind reduziert. Wiederholt fand sich eine Assoziation mit neurologischen „soft signs" (Järvelin 1989; Lunsing et al. 1991; Shaffer et al. 1984) vor allem bei Komorbidität mit anderen psychiatrischen Störungen (Mikkelsen u. Rapoport 1980).

Es gibt deutliche Hinweise auf Zusammenhänge zwischen der Enuresis nocturna und diskreten Entwicklungsstörungen des zentralen Nervensystems.

4.3.3 Schlaf und Neurophysiologie

Da die Enuresis nocturna ausschließlich während des Schlafs auftritt, ist die direkte Erforschung des Schlafverhaltens von größter Bedeutung. Bei Schlafstudien wurden entweder neurophysiologische Parameter wie EEG (Elektroenzephalogramm), EOG (Elektrookulogramm), EMG (Elektromyogramm) und Atmung abgeleitet (Polysomnographien) (Mikkelsen et al. 1980; Mikkelsen u. Rapoport 1980; Neveus et al. 1999) oder kombiniert mit Druckmessungen der Blase (Zystomanometrien) durchgeführt (Norgaard et al. 1985a und 1989; Watanabe und Azuma 1989; Watanabe 1995; Robert et al. 1989). Mit Polysomnographien können die Hirnströme und andere physiologische Parameter des Gehirns, mit den Zystomanometrien zusätzlich die zeitgleiche Aktivität der Blase erfasst werden.

Es konnte dabei wiederholt nachgewiesen werden, dass:

– die Enuresis keinem Traumäquivalent entspricht,
– das Einnässen in einer Traum-(REM-)Phase die Ausnahme darstellt,
– sie keiner epileptogenen Aktivität entspricht,
– die Schlafarchitektur unauffällig ist, d.h., dass die Schlafstadien an sich nicht verändert sind,
– Einnässepisoden zufällig in allen Schlafstadien auftraten,
– das Einnässen in den ersten Schlafstunden gehäuft vorkommt,
– keine spezifischen EEG-Muster dem Einnässen vorausgingen.

Trotz unauffälliger Hirnstromaktivität ist es erwiesen, dass Kinder mit Enuresis nocturna tatsächlich „tief" schlafen und schwerer erweckbar sind. Wille (1994b) konnte zeigen, dass Enuretiker, die von ihren Eltern um 5 Uhr morgens geweckt wurden, auf einer analogen Skala signifikant schwerer geweckt werden konnten als Kontrollpersonen (p < 0.001). In der bisher genauesten polysomnographischen Untersuchung von Wolfish et al. (1997) wurden standardisiert in verschiedenen Schlafstadien Weckversuche über Kopfhörer mit einer Lautstärke von bis zu 120 dB durchgeführt. Dabei waren Enuretiker in nur 9,3% der Weckversuche tatsächlich erweckbar – signifikant seltener als die Kontrollpersonen in 39,7%.

Dieser „tiefe Schlaf", kombiniert mit Einnässen, ist nicht mit anderen Schlafstörungen assoziiert (Fisher u. McGuire 1990), d.h. scheint eine spezifische Störung darzustellen. Dennoch reagieren nicht alle Kinder gleich, wie Watanabe et al. bei ihren Untersuchungen an 1033 Kindern zeigen konnten (Watanabe u. Azuma 1989; Watanabe 1995). Sie fanden drei verschiedene Reaktionsformen während des Schlafs. Manche Kinder reagieren mit eindeutig gestörter peripherer Blasenfunktion: sie zeigen ungehemmte Blasenkontraktionen, aber keine Reaktionen des zentralen Nervensystems im EEG (Typ IIb in 32%). Die meisten jedoch zeigen Reaktionen, die physiologischerweise bei jüngeren Kindern beobachtet werden können und früheren Entwicklungsstadien entsprechen (Norgaard et al. 1997). So entspricht der Typ IIa (10%) als schwere Störung der Erweckbarkeit (keine EEG-Veränderung vor der Enuresis und keine Blasenkontraktionen) der physiologischen Aufwachreaktion von Kindern unter einem Alter von 2 Jahren. Der Typ I (58%) als eine leichte Störung der Erweckbarkeit (leichte Arousalreaktionen im EEG, jedoch kein Erwachen) ist typisch bei Kindern über 2 Jahre. Bei Typ I und IIa handelt es sich demnach um zentrale Regulationsstörungen zwischen Wach- und Schlafzentren mit Mustern, die früheren Entwicklungsstadien entsprechen.

Reaktionen zwischen EEG und Blasenfunktionen im Schlaf nach Watanabe (1995)

Typ I (58%): leichte Arousalreaktionen im EEG, jedoch kein Erwachen.
Typ IIa (10%): keine EEG-Veränderung vor dem Einnässen und keine Blasenkontraktionen.
Typ IIb (32%): ungehemmte Blasenkontraktionen, aber keine Reaktionen im EEG.

Warum ist die Schlafarchitektur trotz dieser Zeichen von Unreife so unauffällig? Ein wesentlicher Grund ist methodisch bedingt. Das Oberflächen-EEG mit Kopfhautelektroden kann nur die Hirnaktivität der oberen Schichten der Hirnrinde registrieren, nicht jedoch die tiefer gelegenen Hirnstrukturen. Die Zentren, die sowohl für die Regulation des Schlaf-Wach-Rhythmus als auch für die Blasenkontrolle zuständig sind, liegen im Hirnstamm.

Wenn man also im Wachzustand bei enuretischen Patienten EEGs ableitet, finden sich wenig aussagekräftige, unspezifische Veränderungen wie verlangsamte, dysrhythmische Grundaktivität, okzipitale langsame Aktivität und selten hypersynchrone Aktivität (Bakwin 1961; Fehlow 1985; von Gontard et al. 1999b) – als Zeichen einer wenig gestörten Funktion der Hirnrinde. Selbst bei evozierten Potenzialen, welche die reaktive Hirnaktivität nach einem akustischen Reiz messen, fanden sich keine signifikanten Unterschiede zwischen Enuretikern und Nichteinnässenden bezüglich der p-300-Amplituden und Latenzen (Sugawara et al. 1994).

Wenn dagegen die Hirnstammfunktion an sich untersucht wird, z.B. mit der Modulation des Blinkreflexes, finden sich deutliche Auffälligkeiten. Dabei wird untersucht, inwieweit sich der akustisch ausgelöste Blinkreflex durch einen zweiten Ton hemmen lässt. So fand sich in einer vergleichenden Untersuchung von 6- bis 11-jährigen gesunden mit hyperkinetischen sowie enuretischen Patienten eine signifikante Reduktion der Amplitudenhemmung nach einem 120-ms-Vorstimulationsintervall (Ornitz et al. 1992, 1999), die als Reifungsverzögerung angesehen werden kann. Sie war selbst bei ehemaligen, nicht mehr einnässenden Jungen nachweisbar und stellt damit ein persistierendes Merkmal („trait") dar.

> Es finden sich im Schlaf: Eine schwere Erweckbarkeit, elektrophysiologisch unauffällige Schlafarchitektur, Auftreten des Einnässens in jedem Schlafstadium, aber überwiegend in den ersten Schlafstunden, mit unterschiedlichen, nicht altersentsprechenden Arousalreaktionen. Dabei sind Funktionen des Hirnstamms und nicht der der Hirnrinde beteiligt.

Aufgrund der vorliegenden Befunde postulierte Koff (1996), dass die Enuresis nocturna eine „funktionelle Unreife des ZNS" mit folgenden zwei Komponenten darstellt:
1. einer afferenten Reifungsstörung: afferente Reize der vollen und kontrahierenden Blase werden von ZNS nicht wahrgenommen und führen nicht zum Erwecken;
2. einer efferenten Komponente: der Miktionsreflex wird während des Schlafs vom ZNS nicht unterdrückt.

4.3.4 Endokrinologie

Neben der schweren Erweckbarkeit findet sich bei Enuretikern als verstärkender Faktor häufig eine vermehrte Urinproduktion (Polyurie). Diese kann in Einzelfällen die Blasenkapazität um ein Mehrfaches übersteigen und ist mit Veränderungen der zirkadianen Rhythmik des antidiuretischen Hormons (ADH) verbunden. Dieses Hormon ist für die Regulation des Wasserhaushaltes zuständig und führt zu einer Reduktion der Urinausscheidung.

In den ursprünglichen Untersuchungen von Norgaard et al. (1985b) und Rittig et al. (1989a) zeigten Enuretiker tatsächlich eine nächtliche Polyurie mit niedrigerer Urinosmolalität. Im Gegensatz zu Nichteinnässenden, die eine zirkadiane Rhythmik des ADH mit höheren nächtlichen Werten aufwiesen, fanden sich bei Patienten mit Enuresis keine Variationen der ADH-Sekretion zwischen Tag und Nacht; in anderen Worten: sie schütten nachts relativ weniger ADH aus, das eine vermehrte und verdünntere Urinproduktion bewirkt.

Nach diesen Befunden wurde die „Polyurie und ADH-Mangel-Hypothese" als Ursache der Enuresis nocturna postuliert und eine Substitu-

tionstherapie mit DDAVP (Desmopressin) begründet (Rittig et al. 1989b). Es gibt inzwischen einige Argumente gegen diese Annahme: So konnten die Befunde z.T. repliziert werden, z.T. nicht. Eggert u. Kühn (1995) z.B. fanden keine Unterschiede der ADH-Spiegel zwischen tags und nachts. Stattdessen erforderten Enuretiker höhere ADH-Spiegel, um die Urinosmolalität zu regulieren. Auch scheint ADH pulsatil ausgeschüttet zu werden, sodass Veränderungen nur bei ADH Bestimmungen in kurzen 15-minütigen Abständen nachgewiesen werden können (Wood et al. 1994). Zusätzlich findet sich bei enuretischen Kindern eine hohe intra- und interindividuelle Variabilität, und die zirkadianen Veränderungen der ADH-Rhythmik scheinen sich mit Reifungsprozessen bis zum Erwachsenenalter zurückzubilden (Rittig et al. 1995).

Zum anderen können selbst bei induzierter Polyurie (durch vermehrte Flüssigkeitszufuhr und Diuretika) nur bei einem Teil der Kinder enuresisähnliche Episoden, oft ohne vollständige Entleerung, provoziert werden (Vestergaard et al. 1995). Ferner handelt es sich bei der DDAVP-Therapie nicht um einen Substitutionseffekt, da die erforderlichen Dosen (20–40 µg) den Bedarf selbst beim Diabetes insipidus (5–10 µg) mit völligem Mangel an ADH bei weitem übersteigen (von Gontard u. Lehmkuhl 1996). Da nur 70% der Patienten auf DDAVP ansprechen, wurde postuliert, dass bei einem Teil der Betroffenen ein peripherer Rezeptormangel für ADH und DDAVP vorliegen muss (Norgaard et al. 1997).

Aus diesem Grund schlug Koff (1996) vor, die Variationen der ADH-Sekretion nicht als Ursache des Einnässens, sondern als ein weiteres Symptom oder Epiphänomen einer generellen Reifungsstörung des ZNS aufzufassen.

Andere Hormone, wie des ANP (atriale natriuretische Peptid) sind in ihrer Rhythmik nicht verändert (Rittig et al. 1991).

> Neben der erschwerten Erweckbarkeit findet sich eine vermehrte Urinproduktion (Polyurie). Zusätzlich bestehen Veränderungen der zirkadianen ADH-Sekretion bei Kindern mit Enuresis nocturna. Diese sind nicht bei allen Kindern und nicht jede Nacht (hohe intra- und interindividuelle Variabilität) nachzuweisen und bilden sich im Rahmen von Reifungsprozessen bis zum Jugend- und Erwachsenenalter zurück. Wegen der vielfältigen methodischen Einschränkungen sind „ADH-Mangel" und Po-

lyurie als einzige Hypothesen für die Ätiologie der Enuresis nocturna nicht ausreichend. Vermutlich handelt es sich auch hierbei – wie bei der erschwerten Erweckbarkeit – um einen Teilaspekt einer genetisch determinierten zentralnervösen Reifungs- und Regulationsstörung.

4.3.5 Genetik

Alle Befunde weisen bei der Enuresis nocturna auf eine nicht psychogen bedingte, zentrale Reifungsstörung hin, die durch genetische Faktoren übertragen wird.

Bei genetischen Untersuchungen wird zwischen formal- und molekulargenetischen Untersuchungen unterschieden. Zur Formalgenetik gehören empirische Familien-, Zwillings-, Adoptions- und Segregationsuntersuchungen (Erbganganalysen). Zu den molekulargentischen Untersuchungen gehören u.a. Kopplungsanalysen. Bei diesen wird mithilfe von DNA-Markern, deren Lokalisation bekannt ist, der Genort (Chromosomenintervall) berechnet, in dem das Gen liegt. Als nächster Schritt wird danach untersucht, welches Gen ursächlich für eine Störung infrage kommt (Suche nach Kandidatengenen).

Ferner müssen die Auswirkungen der Gene auf den Phänotyp untersucht werden. Diese betreffen sowohl körperliche (somatischer Phänotyp), wie auch psychische Merkmale (Verhaltensphänotyp) (O'Brian u. Yule, 1995). Bei den meisten Störungen ist eine eindeutige Eins-zu-eins-Assoziation von Genotyp (DNA) über die Genprodukte (Proteine) zum Phänotyp nicht möglich. Stattdessen werden die genetischen Einflüsse durch eine Vielzahl von Umwelteinflüssen auf allen Ebenen moduliert (Wolf 1995; Propping 1989). Für genetische Analysen ist es deshalb von größter Wichtigkeit, dass der Phänotyp möglichst detailliert erfasst wird, da die Aussagekraft von Kopplungsanalysen durch eine Fehlklassifikation des Phänotyps reduziert wird (Simonoff et al. 1994). Auch sollten intervenierende Umweltfaktoren möglichst detailliert miterfasst werden.

4.3.5.1 Formale Genetik

Epidemiologische Studien haben gezeigt, dass das Alter des Trockenwerdens mit der familiären Belastung und den Entwicklungsparametern (Schlafdauer im 1. Lebensjahr; Denver- und Vineland-Skalen mit 1 und 3 Jahren), nicht jedoch mit einer Vielzahl von psychosozialen Faktoren zusammenhängt. Wenn 2 oder mehr Verwandte ersten Grades betroffen waren, wurden Kinder erst $1^1/_2$ Jahre später trocken (Fergusson et al. 1986).

Empirische Familienuntersuchungen zeigen, dass bei 60–80% der einnässenden Kindern weitere Verwandte betroffen sind (Bakwin 1973; von Gontard et al. 1997c).

In **eigenen Untersuchungen** fand sich eine hohe Rate von betroffenen Verwandten bei allen Formen der Enuresis nocturna. Dabei ergaben sich keine signifikanten Unterschiede zwischen der primären monosymptomatischen (bei 67,3% der Kinder war mindestens ein weiterer Verwandter betroffen) und der primären nichtmonosymptomatischen Enuresis nocturna (63,3%) sowie zwischen der primären Enuresis nocturna insgesamt (65,8%) und der sekundären Form (55,6%). Da formal die genetische Belastung bei allen Formen der Enuresis gleich war, unterstützen auch diese Befunde die Hypothese der gemeinsamen ätiologischen Basis der primären und sekundären Enuresis nocturna (von Gontard et al. 1997c).

Das **Wiederholungsrisiko** für die Enuresis nocturna liegt bei 44%, wenn ein Elternteil, bei 77%, wenn beide Eltern eingenässt haben (Bakwin 1973) (Tab. **7**).

In einer großen **Zwillingsuntersuchung** von 338 Zwillingen fand Bakwin (1973) doppelt so hohe, signifikant unterschiedliche Konkordanzraten für monozygote Jungen und Jungen und Mädchen

Tabelle **7** Wiederholungsrisiko für Enuresis nocturna nach Bakwin (1973)

Verwandtschaftsgrad	Wieder-holungs-risiko
Zwilling, monozygot, mit Enuresis	68%
Beide Eltern Enuretiker	77%
Vater mit Enuresis	43%
Mutter mit Enuresis	44%
Zwilling, dizygot, mit Enuresis	36%
Geschwister von enuretischen Zwillingen	25%
Geschwister von nichtenuretischen Zwillingen	9%
Kinder ohne enuretische Eltern	15%

zusammen (jeweils p < 0,01). Die Unterschiede bei den Mädchen waren nicht signifikant. Die Konkordanzraten sind in Tab. **8** dargestellt.

Die Zahlen decken sich mit den Ergebnissen von Hallgren (1957). Von 30 Paaren von monozygoten Zwillingen waren 70% (21) konkordant. Alle 10 Paare von dizygoten Zwillingen waren diskordant. Studien über getrennt aufwachsende Zwillinge und Adoptionsstudien wurden bisher nicht durchgeführt.

Segregationsanalysen von Mehrgenerationenfamilien mit Enuresis sprechen für einen autosomal-dominanten Erbgang mit reduzierter Penetranz von 90% (Eiberg et al. 1995a). In einer schwedischen Studie waren von 392 Kindern mit primärer Enuresis nocturna 9,4% (37) der Familien mit einem autosomal- rezessiven und 43% (168) mit einem autosomal-dominanten Erbgang vereinbar (Arnell et al. 1997). 48% (187) wurden als sporadisch eingeschätzt (Eltern und Geschwister nicht betroffen). Wirklich sporadisch, d.h. ohne irgendeinen weiteren Verwandten mit Enuresis, waren nur 33% (130). Dies ist vergleichbar mit eigenen Untersuchungen: dabei waren 30% der primären, 20% der sekundären nächtlichen Enuretiker und 28,3% aller Kinder (d.h. auch der Tagseinnässenden) nach mehrfacher Kontrolle der Stammbäume sporadisch (von Gontard et al. 1999e). Schon die formalgenetischen Untersuchungen weisen auf eine genetische Heterogenität hin, die durch molekulargenetische Kopplungsanalysen bestätigt wurden.

> Formalgenetische Untersuchungen zeigen eine hohe Rate von betroffenen Verwandten, eine hohe Übereinstimmung bei eineiigen Zwillingen und einen autosomal-dominanten Erbgang mit reduzierter Penetranz in den meisten Mehrgenerationenfamilien (monogener Erbgang). Genetische Faktoren sind damit die wichtigste Ursache für die Enuresis – allerdings werden sie in verschiedenen Familien unterschiedliche Wirkmechanismen zeigen (genetische Heterogenität).

Tabelle **8** Konkordanzraten bei Zwillingen mit Enuresis nocturna nach Bakwin (1973)

Zygotie	Gesamt	Jungen	Mädchen
Monozygot	68% (53)	70% (27)	65% (26)
Dizygot	36% (42)	31% (26)	44% (16)

4.3.5.2 Molekulargenetik

Wegen der zirkadianen Variationen des antidiuretischen Hormons (ADH) wurde zunächst das ADH-Gen als mögliches Kandidaten-Gen für die Enuresis nocturna in Betracht gezogen. Das ADH-Gen ist auf dem kurzen Arm des Chromosoms 20 lokalisiert (20p13) und wurde bei Patienten mit familiärem, neurogenem Diabetes insipidus identifiziert (Rittig et al. 1994; Oiso u. Ito 1994).

Dennoch handelt es sich bei der Enuresis nocturna um eine andere Krankheit als beim Diabetes insipidus, der durch einem ADH-Mangel bedingt ist und nicht wie bei der Enuresis durch eine Variation der Tag-Nacht-Rhythmik des ADH. So war es nicht verwunderlich, dass in den Kopplungsuntersuchungen von Eiberg et al. (1995a) das ADH-Gen als Genort für die Enuresis nocturna ausgeschlossen werden konnte.

In dänischen Mehrgenerationenfamilien mit Enuresis ergaben die ersten Kopplungsanalysen durch Eiberg stattdessen hochsignifikante Lod-Scores (> 5) mit zwei Markern am langen Arm des Chromosoms 13 zwischen 13q13 und 13q14.2 (Eiberg et al. 1995 a u. b). Da der Lod-Score den Logarithmus der Wahrscheinlichkeit einer Kopplung angibt, beträgt die Wahrscheinlichkeit, dass sich das Enuresis-Gen an diesem Genort befindet, über 100000:1. Lod-Scores über 3 (Wahrscheinlichkeit von 1000:1) werden als signifikant angesehen. In der Zwischenzeit konnten weitere Genorte am langen Arm des Chromosoms 12 (12q13 bis q21) (Dahl et al. 1995; Arnell et al. 1997), des Chromosoms 8q (Eiberg et al. 1996) und zuletzt des Chromosoms 22 (22q.11) identifiziert werden (Eiberg, 1998). Die Befunde wurden mehrfach an Familien aus Dänemark, Schweden und Deutschland bestätigt (von Gontard et al. 1999a).

Diese genetische Heterogenität mit mindestens 4 Chromosomenintervallen („Genorten") wird als Locus-Heterogenität bezeichnet. Daneben findet sich eine ausgeprägte klinische Heterogenität. Entgegen der Annahmen von Eiberg et al. (1995a) waren Kopplungen nicht nur bei der primären isolierten, monosymptomatischen Enuresis nocturna, sondern bei der primären nichtmonosymptomatischen Enuresis nocturna, bei der sekundären Enuresis nocturna und sogar bei einem kombinierten Einnässen tags und nachts möglich. Das heißt, dass Kombinationen aller Formen der Enuresis mit allen vier Chromosomenintervallen möglich waren (von Gontard et al. 1998b).

Diese Befunde unterstreichen die Tatsache, dass die Zusammenhänge zwischen Genotyp und Phänotyp nicht unidirektional kausal sind, sondern einer komplexen Interaktion mit Umweltfaktoren und epigenetischen Einflüssen unterliegen, d.h. der Interaktion zwischen Genen und ihren Produkten (Wolf 1995). So können sich bei manchen Störungen biologische und psychosoziale Risikofaktoren addieren, während bei anderen die Kombination der Risiken einen größeren Effekt ausübt als die Summe der Einzelfaktoren (interaktiver Effekt) (Rutter 1977).

Ein Kandidatengen ist bisher noch nicht identifiziert worden. Alle bisherige Kandidatengene für die Loci auf den Chromosomen 12, 13 und 22 sind ausgeschlossen worden (von Gontard et al. 1999e). Auch das Genprodukt der „Enuresis-Gene" ist nicht bekannt. Es ist aber davon auszugehen, dass die „Enuresis-Gene" im zentralen Nervensystem exprimiert werden und dort über eine Entwicklungs- bzw. Reifungsstörung mit Veränderungen der zirkadianen ADH-Rhythmik, Polyurie, schwerer Erweckbarkeit und neurophysiologischen Auffälligkeiten zu dem Phänotyp Enuresis nocturna führen.

Bei der Enuresis nocturna handelt es sich nicht um eine psychogen bedingte Störung. Die bisherigen Forschungsergebnisse sprechen für folgende ätiopathogenetische Zusammenhänge: Die Enuresis nocturna ist eine phänotypisch, klinisch und genetisch heterogene Störung mit mehreren molekulargenetisch, in Kopplungsanalysen nachweisbaren Genorten auf verschiedenen Chromosomen (Locus-Heterogenität), die mit dem „trait" einer Reifungs- und Funktionsstörung des ZNS im Bereich des Hirnstamms einhergeht. Diese äußert sich vor allem in einer erschwerten Erweckbarkeit und fehlender Wahrnehmung der Blasenfüllung im Schlaf. Andere Zeichen der zentralnervösen Reifungs- und Funktionsstörung umfassen neurologische, neurophysiologische und endokrine Veränderungen sowie eine Disposition, gegenüber Stressoren mit dem Symptom Einnässen zu reagieren, wie bei der sekundären Enuresis. Eine periphere Blasenfunktionsstörung liegt dagegen nicht vor.

4.4 Psychiatrische Symptomatik bei Enuresis nocturna

Obwohl die Gesamtgruppe von einnässenden Kindern signifikant häufiger psychiatrische Auffälligkeiten zeigt, leiden die meisten einnässenden Kinder unter keiner manifesten psychiatrischen Störung. Insgesamt ist die Rate 2- bis 4-mal (max. 6-mal) erhöht (Shaffer 1994). In anderen Worten: Während 12–14% aller Kinder an einer klinisch relevanten Störung leiden (Bird 1996), sind dies bei Enuretikern 20% bis maximal 50% (Rutter et al. 1973; Feehan et al. 1990; von Gontard 1998a).

Nach Elternfragebogen fanden sich z.B. in der berühmten Isle-of-Wight-Untersuchung im Alter von 5–14 Jahren bei einem Drittel der Kinder relevante Verhaltenssymptome – dreimal so hoch wie in der Gesamtbevölkerung. Auch kinderpsychiatrische Diagnosen nach DSM-III waren für die Gesamtgruppe von 11-Jährigen dreimal höher (30%) als bei den Kontrollpersonen (10%) (Feehan et al. 1990). Durch Selektionseffekte finden sich höhere Raten von auffälligen Kindern in klinischen Gruppen. Während nur 29% der einnässenden Kinder an einer Kinderklinik als psychiatrisch auffällig diagnostiziert wurden (Berg et al. 1981), waren 70% an einer kinderpsychiatrischen Klinik (Steinhausen u. Göbel 1989). In eigenen Untersuchungen wiesen 40,1% (67 von 167) mindestens eine weitere ICD-10-Diagnose auf, 28,2% (46/162) waren nach Elternurteil im CBCL-Fragebogen eindeutig klinisch auffällig (von Gontard 1995).

Die Zusammenhänge zwischen Enuresis und psychiatrischer Symptomatik sind komplex und nicht einfach kausal, wie Shaffer (1994) in seiner Übersicht zeigte. Folgende Zusammenhänge sind möglich und in Abb. **14** zusammengefasst:

- Psychische Probleme können reaktiv, als Folge der Enuresis, auftreten, z.B. bedingt durch die Scham- und Schuldgefühle der Kinder und der Belastungen der Familie. So konnte in mehreren Studien eine Verbesserung des Selbstwertgefühls und eine Verminderung der psychischen Symptomatik nach einer symptomatischen Heilung der Enuresis nachgewiesen werden (Moffat et al 1987; Moffat 1989; Hägglöf et al 1996).
- Die Enuresis kann psychogen mitbedingt sein, d.h., eine emotionale Störung kann zumindest Auslöser des Einnässens sein. Es ist gesichert, dass eine Reihe von Risikofaktoren das Auftreten einer Enuresis begünstigen kann. Beson-

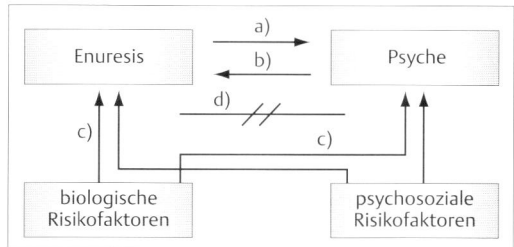

Abb. **14** Zusammenhänge zwischen Enuresis und psychischen Faktoren (Shaffer 1994). a) Reaktiv, als Folge der Enuresis, b) psychogene Auslösung des Einnässens, c) gemeinsame biologische und psychosoziale Risikofaktoren, d) Zufall, keine kausale Verknüpfung.

ders gravierend sind Trennungserlebnisse und Verluste, sei es durch Scheidung, Tod, Umzüge oder Geburt eines Geschwisters (Butler 1987; Järvelin et al. 1990b). Auch sind Kinder, die mit einer sekundären Enuresis reagieren, schon vor Beginn des Einnässens psychisch auffälliger als Kontrollpersonen, was ebenfalls für eine Psychogenese spricht (Feehan et al 1990).

- Die Enuresis und eine psychiatrische Störung können beide durch gemeinsame biologische und psychosoziale Risikofaktoren bedingt sein, die unabhängig voneinander zu verschiedenen Problembereichen führen. So sind Zugehörigkeit zu unteren sozialen Schichten und enge Wohnverhältnisse mit der Enuresis assoziiert, Bedingungen, die auch für andere psychiatrische Störungen einen Risikofaktor darstellen (Essen u. Pekham 1976). Auch gemeinsame biologische Risikofaktoren können sowohl zu Entwicklungsstörungen wie auch zur Enuresis führen. So fanden Järvelin et al. (1988) eine erhöhte Rate von Enuresis bei ehemaligen Frühgeborenen wie auch bei behinderten und verspätet eingeschulten Kindern.
- Die Assoziation kann rein zufälliger Natur sein ohne kausale Verknüpfung. Es entspricht dem Bedürfnis von Eltern und Behandelnden, eine kausale Erklärung zu finden.

4.4.1 Psychiatrische Komorbidität bei primärer und sekundärer Enuresis

Insgesamt sind Kinder, die tagsüber einnässen, psychisch belasteter als nächtliche Enuretiker (s.

Kap. 5). Bei den nächtlichen Einnässern spielt es eine wesentliche Rolle, ob Kinder noch nie trocken gewesen sind oder nach einer trockenen Periode einen Rückfall erlitten haben.

Da sich eine besonders hohe psychiatrische Belastung bei der sekundären Enuresis nocturna findet, stellten Kolvin u. Tauch schon 1973 die Hypothese auf, dass es sich um zwei verschieden Formen handelt. Sie postulierten, dass die *primäre Enuresis nocturna* eine überwiegend biologischen Basis und die *sekundäre Enuresis nocturna* eine hauptsächlich psychogene Ätiologie aufwies. In epidemiologischen Langzeitstudien konnte diese Hypothese zum Teil bestätigt werden, durch neuere genetische Untersuchungen muss sie jedoch revidiert werden.

Epidemiologische Untersuchungen haben gezeigt, dass die *primäre Enuresis nocturna* nicht mit einer Vielzahl von psychosozialen Faktoren, wie sozioökonomischer Status, Life-Events, Umzüge, Wechsel der elterlichen Bezugspersonen, assoziiert war (Fergusson et al. 1986). Die entscheidenden Faktoren waren Entwicklungsparameter wie in den Denver- und Vineland-Social-Maturity-Skalen im Alter von 1 und 3 Jahren, Schlaflänge im Alter von 1 Jahr und die genetische Belastung. Auch war die Rate von psychiatrischen Störungen gegenüber Kontrollpersonen nicht erhöht (Mc Gee et al. 1984; Feehan et al. 1990).

Dagegen fand sich bei der *sekundären Enuresis nocturna* epidemiologisch eine eindeutig erhöhte psychiatrische Komorbidität (Feehan et al. 1990). So waren z.B. 42% der 11-jährigen sekundären Enuretiker psychiatrisch auffällig – im Gegensatz zu 10% der Nichteinnässenden. Es handelte sich dabei um langfristige Verhaltensauffälligkeiten – überwiegend externalisierende Aufmerksamkeitsstörungen, die der Enuresis vorausgingen und bis zur Adoleszenz persistierten. Mit anderen Worten, sie ließen sich nicht als reaktive Folge der Enuresis erklären.

Auch unsere *eigenen Untersuchungen* stützen diese Hypothese (von Gontard 1995 u. 1999c). Es fand sich eine signifikant höhere Rate von kinderpsychiatrischen ICD-10-Diagnosen bei der sekundären Enuresis nocturna (75% [21/28]) im Vergleich zu der primären Enuresis nocturna (19,5% [16/82]). Eine besonders niedrige Rate wiesen Kinder mit einer primären monosymptomatischen Enuresis nocturna auf (10% [5/50]) – sogar niedriger als die Prävalenz von 12–14,3% für kinderpsychiatrische Störungen in der allgemeinen Bevölkerung (Bird 1996). Während es sich bei den primären Enuretikern überwiegend um expansive Störungen wie Störungen des Sozialverhaltens und hyperkinetisches Syndrom handelte, waren bei den sekundären Enuretikern emotionale Störungen signifikant häufiger, wie in der folgenden typischen Kasuistik dargestellt.

Fallbeispiel 1

Sekundäre Enuresis nocturna; Emotionale Störung mit depressiver Symptomatik (F 93.8)

N. K. 7;11 Jahre

Vorstellungsanlass: Norbert war im Alter von 2 Jahren trocken gewesen, nässt seit der Geburt seines Bruders im Alter von 3 Jahren jede Nacht große Mengen ein, ist schwer erweckbar und leidet extrem unter der Symptomatik. Er wird wegen des Einnässens gehänselt, ist oft depressiv, zurückgezogen und scheu. Auch tags war er mit 2 Jahren trocken, nässte mit 3–4 Jahren auch tags ein, erlitt in dieser Zeit einen Harnwegsinfekt und klagt auch jetzt über leichte Drangsymptome. Bisher führten die Eltern Weckversuche, Kalenderführung und Flüssigkeitsrestriktion ohne Erfolg durch.

Anamnese: Als Säugling sei er unzufrieden und quengelig gewesen mit wählerischem Essverhalten, leichtem Sigmatismus, der logopädisch behandelt wurde. Im Kindergarten sei er ein Einzelgänger gewesen mit wenigen Freunden. Er besucht die zweite Klasse mit sehr guten Leistungen. Auch hier sei er zurückgezogen und schüchtern und melde sich nicht im Unterricht. Er sei motorisch unruhig und könne sich nicht lange konzentrieren, grüble viel und sei sehr ernst. Bei Frustrationen könne er aggressiv reagieren, im Übrigen weine er viel, sei häufig traurig und gekränkt.

Befunde: Internistischer Befund unauffällig, deutliche feinneurologische Symptome; *EEG*: nicht altersentsprechende, verlangsamte Grundaktivität; *Ultraschall*: Blasenwand 3,3 mm, kein Resturin; *Uroflow*: Glocke, EMG entspannt; *Urinstatus*: unauffällig; *24-Stunden-Protokoll*: nur viermalige Miktionen (insgesamt 300 ml), Trinkmenge von 625 ml zu gering.

Psychopathologischer Befund: überangepasst, scheu, unsicher, zurückgezogen, deutlich depressiver, traurig-verstimmter Affekt mit Insuffizienzgefühlen, eingeschränkte Gesichtsmimik, leichte Artikulationsstörung. Intelligenz im oberen Durchschnittsbereich: IQ = 109 (CFT). Im Familie-in-Tieren-Test malt sich Norbert als Frosch abseits von dem Rest der Familie. Im Family-Relations-Test (FRT) erhält „Herr Niemand" überdurchschnittlich viele positive Items, was als eine Tendenz zur Konfliktvermeidung interpretiert werden kann. Seinem Vater, der sich schwer in Norberts Erleben einfühlen kann, wird überdurchschnittlich viel Negatives zugeschrieben.

Therapie: Bei Norbert liegt eine sekundäre Enuresis nocturna vor, die durch Geburt des Bruders ausgelöst wurde. Der Rückfall tagsüber sistierte ohne spezifische Therapie im Kleinkindesalter. Da er zu wenig Flüssigkeit trank und zu selten auf die Toilette ging, wurde dringend empfohlen, die bisherige Flüssigkeitsrestriktion zu unterlassen und ihn zum Trinken zu ermuntern. Norbert wurde anschließend durch eine apparative Verhaltenstherapie mit einem tragbaren Gerät trocken.

Sonst fielen bei Norbert eine Störung der Feinmotorik, ein abnormes EEG und leichte Artikulationsstörungen auf. Seine introvertierten Tendenzen mit unglücklichem Affekt wurden durch die Einnässproblematik verstärkt und erreichten ein klinisch relevantes Ausmaß. Während die Mutter, die ähnlich depressive Tendenzen bei sich kennt, ihren Sohn unterstützt, fällt es dem Vater schwer, sich in Norbert einzufühlen. Es wurde deshalb dringend eine Spieltherapie in der Nähe des Wohnortes empfohlen.

Zudem hatten die Kinder mit einer sekundären Enuresis nocturna vermehrt belastende Lebensereignisse erlitten. Die zwei bedeutsamsten Life-Events waren Scheidung/Trennung der Eltern und die Geburt eines Geschwisters. Wenn man die Lebensereignisse nach ihrer Relevanz gewichtet und addiert, finden sich bei der sekundären Enuresis signifikant höhere Raten im Jahr vor dem Wiedereinsetzen des Einnässens, vor allem im Alter von 6 Jahren, also zum Häufigkeitsgipfel für einen Rückfall (Järvelin et al. 1990b). Lebensereignisse sind damit zwar nicht als Ursachen, aber eindeutig als Auslöser für Rückfälle anzusehen (Abb. **15** und Abb. **16**).

Neben vergangenen Lebensereignissen sind auch aktuelle psychosoziale Risiken wie Disharmonie zwischen Erwachsenen, psychische Störung eines Elternteils und inadäquate und verzerrte intrafamiliäre Kommunikation (5. Achse des Multiaxialen Klassifikationsschema nach ICD-10; Remschmidt u. Schmidt 1994) erhöht (von Gontard 1995; von Gontard et al. 1997c). Abhängig von protektiven Faktoren sind diese Belastungen nicht zwangsläufig mit einer manifesten psychiatrischen Störung assoziiert, wie in der nächsten Kasuistik verdeutlicht.

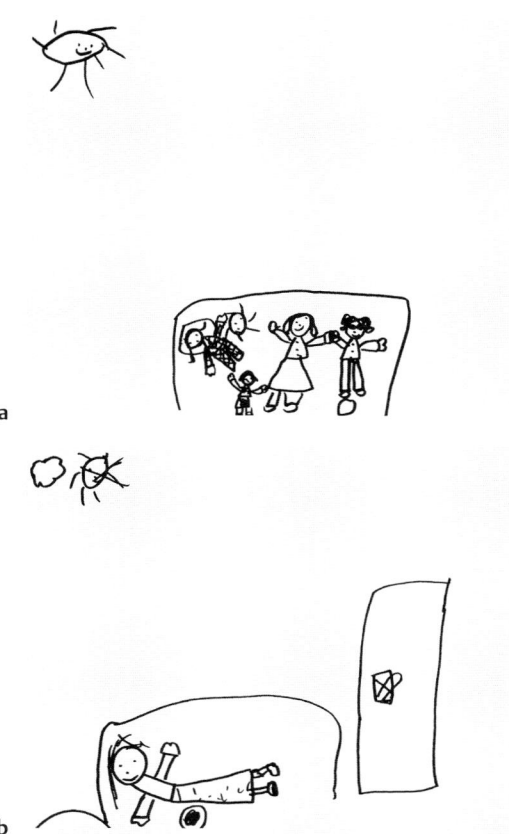

a

b

Abb. **15**   **a** Beispiel eines 8-jährigen Mädchens mit einer sekundären Enuresis nocturna und einer idiopathischen Dranginkontinenz. Die Mutter erkrankte vor kurzem schwer (Lebensereignis): Nach der trockenen Nacht ist die Familie zusammen im Zimmer, alle freuen sich, und es scheinen zwei Sonnen – im Zimmer und am oberen linken Rand. **b** Nach der nassen Nacht ist das Mädchen völlig allein im Zimmer, die Tür ist verschlossen, die Sonne durchgestrichen und stattdessen eine Wolke gemalt.

Fallbeispiel 2

Sekundäre Enuresis nocturna mit belastenden Lebensereignissen, aber ohne manifeste psychiatrische Störung

S. W. 9;4 Jahre

Vorstellungsanlass: Susanne war im Alter von $2^1/_2$ Jahren vollkommen trocken gewesen. 8 Monate später erlitt sie nach Geburt ihres Bruders einen Rückfall und nässt seitdem jede Nacht große Mengen ein. Sie ist schwer erweckbar und hat einen großen Leidensdruck. Sie hatte bisher 3–4 Harnwegsinfekte, zum ersten Mal mit $1^1/_2$ Jahren mit Schmerzen und Fieber, im Röntgen-MCU (Miktionszystourogramm) wurde links ein vesikoureteraler Reflux 1. Grades nachgewiesen. Bisherige Behandlungsmaßnahmen umfassten Wekken, Flüssigkeitsrestriktion, Desmopressin und das Tragen von Windeln.

Anamnese: unauffällig, keine Verwandte mit Enuresis in der Familie.

Untersuchungsbefunde: Bis auf Hochwuchs (> 97. Perzentile) und hyperplastische Tonsillen unauffällig; *Ultraschall:* atypische Lage der rechten Niere, Blasenwanddicke 2,1 mm, kein Resturin; *Uroflow:* undulierende Kurve mit EMG-Kontraktionen bei angespannter Patientin; *24-Stunden-Protokoll:* unauffällig.

Psychopathologischer Befund: überangepasst und scheu, sonst keine Auffälligkeiten; Intelligenz: IQ = 86 im unteren Normbereich (CFT1); im Familie-in-Tieren-Test malt sie die Mutter als Pferd, den Vater als Elefanten und ihren kleinen Bruder als Biene; im Family-Relations-Test (FRT) liegt eine ausgeprägte Geschwisterrivalität vor: ihr Bruder erhält überdurchschnittliche negative Items, ihrem Vater wird überdurchschnittlich viel Positives zugeschrieben. In einem Elternfragebogen (CBCL) werden in mehreren Bereichen Auffälligkeiten im subklinischen Bereich angegeben.

Therapie: Bei Susanne liegt eine sekundäre Enuresis nocturna vor, die durch ein belastendes Lebensereignis, der Geburt ihres Bruders, ausgelöst wurde. Noch heute liegt eine ausgeprägte Geschwisterrivalität vor. Die psychische Symptomatik ist nicht so ausgeprägt, dass eine weitergehende Psychotherapie indiziert wäre. Auch Susanne wurde mit einer apparativen Verhaltenstherapie nach wenigen Wochen trocken.

Dennoch handelt es sich bei der primären und sekundären Enuresis nocturna nicht um zwei verschiedene Krankheitseinheiten, wie von Kolvin u. Taunch (1973) vertreten, sondern eher um ein „Spektrum" von Störungen. So wurden wieder in epidemiologischen Untersuchungen zwei Faktoren identifiziert, die das Wiederauftreten einer sekundären Enuresis nocturna begünstigten (Fergusson et al. 1990):

1. Belastende Lebensereignisse: bei 4 oder mehr Life-Events war das Risiko für einen Rückfall 2,56-mal höher.

2. Alter des Trockenwerdens: Wenn ein Kind mit 5 statt mit 3 Jahren verspätet trocken wurde, stieg das Risiko für eine sekundäre Enuresis 3,39fach an (Fergusson et al. 1990). Das Alter des Trockenwerdens war bis zum Jugendalter zudem der wichtigste prognostische Faktor für Verhaltensauffälligkeiten im Jugendalter (Fergusson u. Horwood 1994).

Es wird deutlich, dass die primäre und sekundäre Enuresis keine unterschiedlichen Störungen darstellen, sondern dass über gemeinsame biologische Faktoren sowohl das Alter des Trockenwerdens wie auch die Vulnerabilität gegenüber Stressoren vermittelt wird (Fergusson et al. 1990). Hierfür sprechen ferner die formal- und molekulargenetischen Befunde, die sowohl bei der primären als auch bei der sekundären Enuresis nocturna ähnliche genetische Belastungen zeigen konnten (von Gontard et al. 1998b). Diese Zusammenhänge wurden in Abb. 16 schematisch zusammengefasst.

4.5   Therapie der Enuresis nocturna

Die Therapie der Enuresis nocturna sollte nur nach genauer Diagnostik erfolgen. Ferner muss eine differenzielle Therapieindikation gestellt, d.h., die für die Problematik, für das individuelle Kind und seine Familie effektivste Therapieform muss ausgewählt werden. Das Ziel sollte die absolute Trockenheit des Kindes, nicht nur eine relative Reduktion der nassen Nächte sein. Dabei sind ambulante, symptomorientierte Therapiemethoden Mittel der ersten Wahl und können durch eine Verminderung des Symptoms allein das Selbstwertgefühl steigern und Verhaltenssymptome des Kindes bessern (Moffat et al. 1987; Hägglöff et al. 1996).

Falls jedoch eine manifeste psychiatrische Störung wie ein hyperkinetisches Syndrom oder eine depressive Störung vorliegt, wird eine symptomatische Behandlung die Grundstörung nicht verändern. Nur in diesen Fällen ist sowohl eine Therapie des Einnässens wie auch eine weitergehende Psychotherapie notwendig (s. Kap. 10). Primäre und sekundäre Formen der Enuresis nocturna werden prinzipiell gleich behandelt, wobei die höhere psychiatrische Komorbidität der letzteren zu berücksichtigen ist. Auch wenn eine somatische Grunderkrankung, wie z.B. ein Harnwegsinfekt, vorliegt, sollte diese zuerst behandelt werden (s. Schema 1).

Der Ablauf der Therapie der Enuresis nocturna ist im Flussschema 2 dargestellt. Die einzelnen Schritte werden ausführlich nach diesem Schema erläutert und mit typischen Kasuistiken illustriert.

Jede Form des Tageseinnässens muss zuerst nach entsprechender Diagnose spezifisch behandelt werden (s. Schema 3). Falls dies nicht geschieht, können während der Therapie der Enuresis nocturna Komplikationen auftreten oder diese kann verzögert werden, wie an folgenden Beispielen verdeutlicht wird. Falls z.B. eine idiopathische Dranginkontinenz vorliegt, wird es auch nachts zu häufigen Miktionen mit kleinen Volumina kommen – mit häufigem Klingeln des Klin-

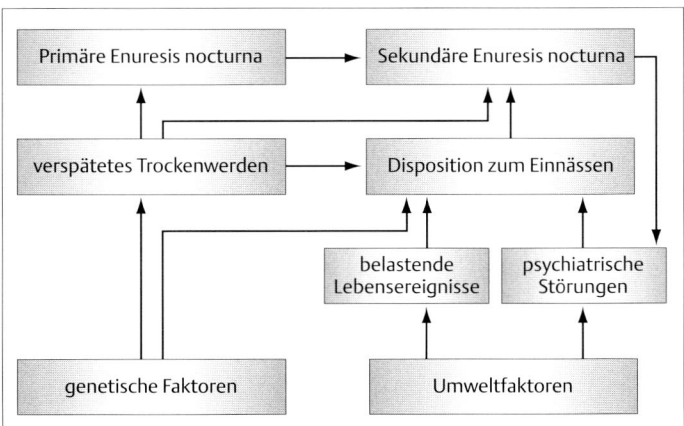

Abb. **16**   Zusammenhänge zwischen primärer und sekundärer Enuresis nocturna: Genetische Faktoren bewirken ein verspätetes Trockenwerden bei der primären und eine Disposition für einen Rückfall bei der sekundären Enuresis nocturna, der durch belastende Lebensereignisse, wie durch psychiatrische Störungen, ausgelöst werden kann.

gelgeräts. Dadurch werden Eltern und Kind häufig geweckt und in ihrem Schlaf gestört. Die Motivation von Kind und Eltern wird sinken, und die Therapie wird häufig abgebrochen. Falls z.B. Kinder unter einer Harninkontinenz bei Miktionsaufschub leiden und tagsüber Urin retinieren, ist durch das nächtliche Einnässen zumindest einmal pro 24 Stunden gewährleistet, dass die Blase vollständig relaxiert. Durch die AVT wird die Retentionsneigung verstärkt mit einer erhöhten Gefahr von Harnwegsinfekten und vesikoureteralem Reflux.

Selbst wenn Kinder tagsüber trocken sind, aber trotzdem Miktionsprobleme zeigen (die sog. „nichtmonosymptomatische" Enuresis nocturna), müssen diese aus o.g. Gründen zuerst behandelt werden (Abb. **17** und **18**). Außerdem ist die psychiatrische Komorbidität bei dieser Gruppe gegenüber den monosymptomatischen Formen erhöht und bedarf deshalb erhöhter Aufmerksamkeit. Als Beispiel soll der Fall eines Jungen mit einer nichtmonosymptomatischen Enuresis nocturna und einem extremen, bisher nicht identifizierten Miktionsaufschub dargestellt werden.

Primäre nichtmonosymptomatische Enuresis nocturna; Miktionsaufschub ohne Inkontinenz; chronische motorische Ticstörung (F 95.1)

M. H.11;7 Jahre

Vorstellungsanlass: Martin nässt fast jede Nacht, z.T. mehrfach ein und sei schwer erweckbar. Das längste trockene Intervall betrug 14 Tage. Tags wurde er mit $2^1/2$ Jahren trocken. Er geht selten auf die Toilette, presst zu Beginn der Miktionen und der Harnfluss erfolgt in mehreren Portionen. Es wurden mehrere urologische Untersuchungen durchgeführt, ohne Befund. Es erfolgten mehrfache Behandlungsversuche: 3-mal mit einer Klingelhose, mit Desmopressin, Weckversuche alle 2–3 Stunden nachts, Flüssigkeitseinschränkung. Ferner leidet er unter chronischen Tics, wobei er mit dem Kopf nickt und die Zähne zusammenbeißt. Diese haben sich unter einer Medikation mit Tiaprid (Tiapridex) gebessert. In der Schule sei er unruhig und zappelig, ansonsten beliebt und sozial gut integriert.

Anamnese: Risikoschwangerschaft mit vorzeitigen

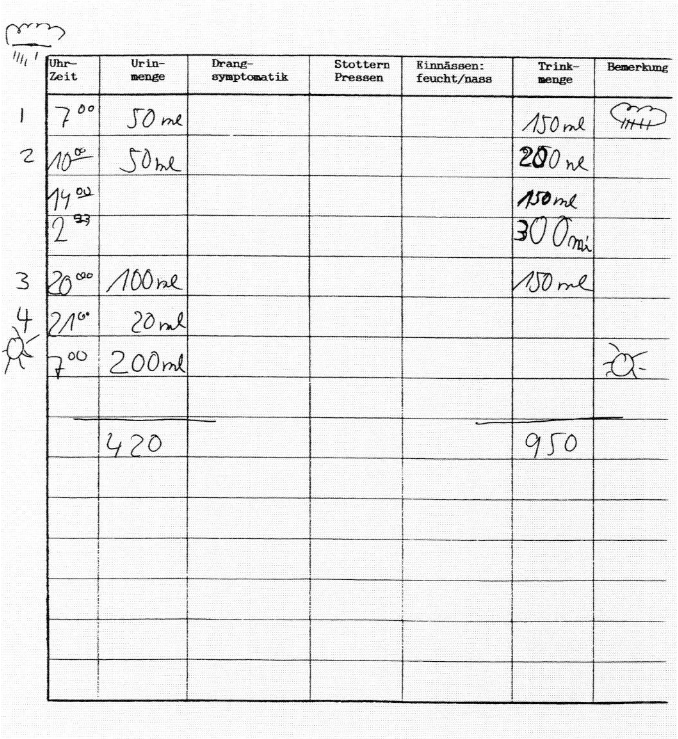

Abb. **17** 24-Stunden-Miktionsprotokoll: primäre, nichtmonosymptomatische Enuresis nocturna mit Miktionsaufschub. Der Vorstellungsanlass war das nächtliche Einnässen – erst im Protokoll wurde deutlich, dass dieser 7-jährige Junge nur 4-mal/Tag mit Intervallen bis zu 10 Stunden urinierte. Das erste Ziel war die Erhöhung der Miktionsfrequenz, bevor mit einer Behandlung mit einem Klingelgerät begonnen wurde.

	Uhr-Zeit	Urin-menge	Drang-symptomatik	Stottern Pressen	Einnässen: feucht/nass	Trink-menge	Bemerkung
1	7⁰⁰	50 ml				150 ml	
2	10⁰⁰	50 ml				200 ml	
	14²²					150 ml	
	2³³					300 mi	
3	20⁰⁰	100 ml				150 ml	
4	21⁰⁰	20 ml					
	7⁰⁰	200 ml					
		420				950	

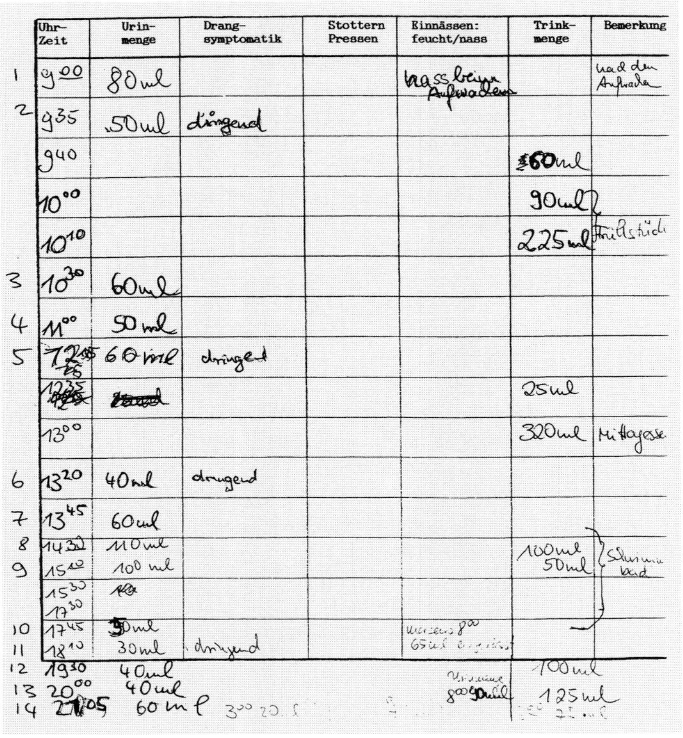

Uhr-Zeit	Urin-menge	Drang-symptomatik	Stottern Pressen	Einnässen: feucht/nass	Trink-menge	Bemerkung
1 9⁰⁰	80 ml			nass beim Aufwachen		nad den Anfwade
2 9³⁵	50 ml	dringend				
9⁴⁰					160 ml	
10⁰⁰					90 ml	
10¹⁰					225 ml	Frühstück
3 10³⁰	60 ml					
4 11⁰⁰	50 ml					
5 12⁰⁵	60 ml	dringend				
12³⁵					25 ml	
13⁰⁰					320 ml	Mittagese
6 13²⁰	40 ml	drngend				
7 13⁴⁵	60 ml					
8 14³⁰	110 ml				100 ml	Schwimm bad
9 15⁰⁰	100 ml				50 ml	
15³⁰						
17³⁰						
10 17⁴⁵	5 ml			unseun 8° 65 ul ängstl		
11 18¹⁰	30 ml	dringend				
12 19³⁰	40 ml				100 ml	
13 20⁰⁰	40 ml			unseun 8⁰⁰ ml	100 ml	
14 21⁰⁵	60 ml				125 ml	

Abb. **18**   24-Stunden-Miktionsprotokoll: primäre, nichtmonosymptomatische Enuresis nocturna mit Drangsymptomatik. Erst durch das Protokoll wurde deutlich, wie häufig (14-mal/Tag) dieser 10-jährige Junge urinierte. Die Behandlung bestand aus einem Plan, Oxybutinin (Dridase) und erst zuletzt mit apparativer Verhaltenstherapie.

Wehen und Tokolyse, Geburt durch Sectio wegen Beckenendlage, Pflege im Wärmebett. Artikulationsprobleme, Besuch einer Sprachheilschule. In der Familie nässten noch ein: der 17-jährige Bruder, der Vater, eine Kusine und ein Vetter; zwei Geschwister verstarben an einem Potter-Syndrom.

Befunde: kinderärztlicher Befund unauffällig; *Ultraschal:* unauffällig, Blasenwand 2,7 mm, Resturin 12 ml; *Uroflow:* staccatoförmig, maximaler Fluss reduziert (7,1 ml/s; Volumen 68 ml), EMG angespannt; *Uroflowkontrollen:* undulierende und zuletzt glockenförmige Kurven; *24-Stunden-Protokoll:* während der ersten 24 Stunden nur zweimalige Miktion, in den nächsten 24 Stunden nur einmal.

Psychopathologischer Befund: überangepasst, freundlich, Antrieb nicht gesteigert, Affekt ausgeglichen; im Elternfragebogen (CBCL) außer Tics mehrfache Problembereiche im Verhalten angegeben, wie Ängstlichkeit, Nervosität usw.

Therapie: Bei Martin lag ein Miktionsaufschub extremster Ausprägung vor: er ging nur 1- bis 2-mal am Tag auf die Toilette, was von den Eltern in dieser Form nicht bemerkt wurde und erst im 24-Stunden-Protokoll auffiel. Durch das nächtliche Einnässen wurde die Blase wenigstens nachts entleert, sonst wären Harnwegsinfekte, Reflux und noch größere Resturinmengen zu erwarten. Die Therapie richtete sich auf die Normalisierung des Miktionsverhaltens: es wurde ein „Schickplan" mit regelmäßigen Miktionen alle 2 Stunden vereinbart. Darunter kam es zu einer Normalisierung der Uroflowkurven und zu einem Verschwinden des Resturins. Danach konnte mit einer Behandlung der Enuresis nocturna begonnen werden, die bisher wegen des Miktionsaufschubs nicht erfolgreich gewesen war. Da Martin nach dem bisherigen Misserfolgen nicht zu einem weiteren Versuch zu einer apparativen Verhaltenstherapie zu motivieren war, erhielt er Desmopressin und war darunter trocken. Die Ticstörung war mit Tiapridex gut eingestellt und bedurfte keiner weiteren Therapie.

4.5.1   Nichteffektive Maßnahmen

Am Anfang sollten alle bisherigen Therapieversuche der Eltern unterlassen werden (Mattejat u.

Quaschner 1985), insbesondere wenn sie sich empirisch als nicht effektiv erwiesen haben.

Eindeutig *nichteffektiv* sind folgende, leider immer noch häufig eingesetzte Maßnahmen nach empirischen Untersuchungen und Metaanalysen (Butler 1987 u. 1994; Houts et al. 1994; Lister-Sharp et al. 1997):

Strafen: Noch immer werden bis zu 30% der Kinder in England wegen ihres Einnässens bestraft und gedemütigt (Butler 1987). Trotz hoher Dunkelziffer gaben in eigenen Untersuchungen 5,6% (6/108) der Eltern an, dass sie ihre Kinder bestraft hätten (von Gontard 1995).

Flüssigkeitsrestriktion: Mit Sicherheit sollten Kinder abends keine unmäßig großen Mengen vor allem koffeinhaltiger Getränke zu sich nehmen. Ansonsten bedeutet eine Flüssigkeitseinschränkung eine Quälerei für Kinder, die zudem keinerlei Effekt zeigt (Butler 1987). Pathophysiologisch ist die Polyurie bei nächtlichen Einnässern nicht durch die exogene Flüssigkeit, sondern durch endogene Variationen des antidiuretischen Hormons bedingt. Zudem ist das Einnässen nicht durch größere Urinmengen, sondern durch die erschwerte Erweckbarkeit bedingt. So konnte bei nicht einnässenden Kindern durch vermehrte Diurese keine typische Enuresis ausgelöst werden – die Kinder wachten entweder auf oder entleerten nur geringe Flüssigkeitsmengen (Vestergaard et al. 1995). Dennoch gaben in eigenen Untersuchungen 52,8% (57/108) der Eltern von nächtlichen Enuretikern an, ihren Kindern das Trinken eingeschränkt zu haben (von Gontard 1995). Eher besteht die Gefahr, dass Kinder tagsüber zu wenig trinken, was in vielen Miktionsprotokollen deutlich wird.

Wecken: Viele Eltern sind überzeugt, dass ein nächtliches Wecken mit Toilettengang eine der wichtigsten Hilfen darstellt, und führen dies z.T. jahrelang durch. In eigenen Untersuchungen waren es 68,5% (74/108). Empirische Untersuchungen konnten wiederholt zeigen, dass dadurch zwar die Einnässhäufigkeit reduziert werden kann (d.h. die jeweilige Nacht bleibt trocken), aber keine bleibende Trockenheit erreicht wird (Butler 1987; Lister-Sharp et al. 1997).

Abhalten: Hierbei wird das Kind ohne Wecken zur Toilette getragen, dort „abgehalten" und entleert passiv im Schlaf seine Blase. Auch diese bei Eltern beliebte Methode ist ohne therapeutischen Effekt (Lister-Sharp et al. 1997).

Blasentraining (Butler 1987): Diese Methoden sind bei der monosymptomatischen Enuresis nocturna nicht indiziert, da es sich nicht um eine Störung der Blasenfunktion handelt. Durch unphysiologisches Training, z.B. Retention mit Einsatz der Beckenbodenmuskulatur, besteht sogar die Gefahr, dass eine Dyskoordination antrainiert wird. Die einzige Indikation ist die idiopathische Dranginkontinenz oder ein nächtliches Einnässen mit zusätzlichen Drangsymptomen (nichtmonosymptomatische Enuresis nocturna).

Pychodynamische Psychotherapien (Houts et al. 1994; Lister-Sharp et al. 1997): verbale und Spielpsychotherapien sind bei der Enuresis nicht effektiv und führten in nur 21% zur Trockenheit bei Behandlungsende und in 11% bei der Nachuntersuchung; sie sind nur bei psychiatrischer Komorbidität, z.B. bei emotionalen Störungen, indiziert und sinnvoll.

Außenseitermethoden: Noch immer werden „Hausmittel", die auf magischen Vorstellungen beruhen, eingesetzt. In eigenen Untersuchungen berichteten Eltern von Behandlungsversuchen mit: Teemischungen, Sitzbädern, Salben am Bauch, Einreiben der Oberschenkelinnenseiten mit Johanniskrautöl, pflanzlichen und homöopathischen Mitteln. Doch auch viele nichteffektive, kontraindiziere Medikamente wurden verschrieben, u.a. Benzodiazepine, Phenobarbital, Anticholinergika, Dibenzyran.

Andere Methoden: In eigenen Untersuchungen haben 24,1% (26/108) der Eltern *Belohnungen* eingesetzt. Obwohl hierzu kein grundsätzlicher Einwand besteht, waren sie oft nicht erfolgreich. Die Hauptfehler waren: Nicht die Mitarbeit und Motivation, sondern die Trockenheit an sich wurde belohnt; häufig wurden zudem nicht Zwischenerfolge mit kleinen Verstärkern belohnt, sondern es wurden große Geschenke wie ein Fahrrad für die vollständige Trockenheit in Aussicht gestellt, was die Frustration des Kindes nur anhob.

50% (54/108) der Eltern verwendeten *Windeln* und 73,1% (79/108) *Gummiunterlagen*. Bei 34,3% (37/108) halfen die Kinder mit, das nasse *Bett abzuziehen*. Solange diese Maßnahmen nicht als Strafe oder mit Schuldzuweisungen eingesetzt werden, ist nichts gegen sie einzuwenden. In vielen Familien führen Einmalwindeln eher zu einer Entlastung der Mütter und zu einer Entspannung des Familienklimas. Bei einzelnen Kindern hat der aversive Effekt der Windeln den Therapieerfolg beschleunigt.

4.5.2 Baseline

Nach dem Absetzen nichteffektiver Maßnahmen sollte vor Beginn einer spezifischen Therapie immer eine vierwöchige „Baseline" mit Beratung, positiver Verstärkung, Beruhigung, Motivationsaufbau, Entlastung und Kalenderführung durchgeführt werden. Dabei tragen die Kinder trockene und nasse Nächte symbolisch, z.B. mit Sonne und Wolken, in einen Kalender ein (Abb. **19**, s. Farbtafel I).

Diese entlastenden und motivierenden Maßnahmen reichen für manche Kinder aus. In einer Studie wurden so 19% (22 /127) der Patienten ohne spezifische Maßnahmen trocken (Devlin u. O'Cathain 1990). Bei positivem Effekt kann die Kalenderführung natürlich länger als 4 Wochen durchgeführt werden.

Für den Effekt entlastender Maßnahmen sprechen auch die Beobachtungen von Haug-Schnabel (1994): Sie konnte nachweisen, dass die Wahrscheinlichkeit für ein nächtliches Einnässen direkt mit den Erlebnissen des vorangegangenen Tages zusammenhängen: war dieser subjektiv als belastend empfunden worden, so nässten Kinder signifikant häufiger ein als nach unbelasteten Tagen.

Nur bei hoher Einnässfrequenz ohne jede Änderung sollte die Dauer von 4 Wochen abgekürzt werden, um das Kind nicht weiter zu frustrieren. Falls allerdings die Kalenderführung zu einer deutlichen Reduktion der nassen Nächte während der Baseline führt, sollte diese natürlich über die 4 Wochen hinaus weiter fortgesetzt werden.

4.5.3 Spezifische Therapieformen – Übersicht

Falls eine einfache Kalenderführung nicht ausreicht, sind spezifische Maßnahmen erforderlich. In einer großen Metaanalyse versuchten Houts et al. (1994), die verschieden Behandlungsformen miteinander zu vergleichen (Tab. **9**). Es wird deutlich, dass sowohl bezüglich des Kurzzeit- als auch des Langzeiterfolgs nichtpharmakologische Methoden den pharmakologischen überlegen sind. Dabei ist die apparative Verhaltenstherapie (AVT) mit Abstand Mittel der ersten Wahl. In der Metaanalyse von Houts et al. (1994) waren 62% am Behandlungsende, 47% zum Nachuntersuchungszeitpunkt mit einer apparativen Verhaltenstherapie trocken. In einer neueren Metaanalyse war die

Tabelle **9** Effektivität der Enuresisbehandlung: Metaanalyse von Houts et al. (1994) – Prozent der trockenen Kinder am Behandlungsende und zum Katamnesezeitpunkt (durchschnittlich 21,2 Wochen [1–122 Wochen])

Behandlungsmethode	Prozent trocken am Behandlungsende	Prozent trocken bei Katamnese
Keine Pharmakotherapie		
Nur Klingelgerät (AVT)	62	47
AVT mit Verstärker	72	56
Verhaltenstherapien	33	30
Verbale Psychotherapien	21	11
Pharmakotherapie		
Trizyklische Antidepressiva	40	17
Desmopressin	46	22
Sedativa	27	10
Stimulanzien	18	16

Wahrscheinlichkeit, 14 trockene Nächte hintereinander zu erreichen, bei der AVT 13,3-mal höher als bei Kontrollpersonen (Lister-Sharp et al. 1997).

Dieser Effekt ist doppelt so effektiv wie Verhaltenstherapien ohne Gerät (33%) und 3- bis 5-mal so effektiv wie nichtsymptomorientierte, weitergehende verbale Psychotherapien (21%), die bei der Enuresis nocturna eindeutig nicht effektiv sind. Die Erfolgsraten müssen zudem mit den spontanen Remissionsrate von 13–15% pro Jahr in Beziehung gesetzt werden.

Partielle Erfolge konnten nach anderen Studien nur bei der Hypnotherapie erreicht werden, bei der vor allem die suggestiven Elemente therapeutisch wirksam sind (Butler 1987).

4.5.4 Apparative Verhaltenstherapie (AVT)

Die AVT wurde als standardisierte Behandlungsform von Mowrer u. Mowrer (1938) eingeführt. Das Grundprinzip der AVT liegt darin, dass die afferenten Reize der gefüllten Blase nicht zur Miktion, sondern im Gegenteil zur Miktionsinhibition und/oder zum Erwachen führen. In einem späteren Rückblick fasste Mowrer (1980) diese Entwicklung zusammen. Nach der Theorie der klassischen Konditionierung entwickelten sie zunächst ein mechanisches Bettgestell, welches das Kind nach dem Einnässen auf eine Matratze auf den Boden rollte, bis das noch heute angewandte einfachere Prinzip von Feuchtigkeitsfühler und Klingel entdeckt wurde.

Die genaue Wirkungsweise ist nach wie vor nicht geklärt. Mowrer u. Mowrer (1938) sahen es als eine klassische Konditionierung an. Gegen ihre Hypothese spricht, dass das Klingelsignal erst durch die Miktion und nicht durch die prämiktionellen Blasensensationen ausgelöst wird und dass ähnliche effektive Resultate erreicht werden können, wenn die Klingel nicht das Kind, sondern die Eltern weckt (Azrin et al. 1974). Entscheidend ist die zeitliche Kopplung von Signal und den anschließenden Abläufen, sodass man inzwischen bei der AVT von einem komplexen Lernprogramm mit verschiedenen Wirkkomponenten ausgeht. Folgende Effekte spielen bei der AVT eine Rolle: das Klingeln wirkt als ein aversiver Stimulus mit konditioniertem Vermeidungsverhalten der Kinder; eine Retention und eine Erweiterung der funktionellen Blasenkapazität werden möglicherweise trainiert; soziale und motivationale Faktoren werden zeitlich durch den Alarm miteinander gekoppelt; das Klingelgerät übt seine Wirkung über allgemeine Erwartungshaltung und Motivationssteigerung der Kinder und Eltern aus (Butler 1994).

Trockenheit kann mit der AVT über zwei Therapieeffekte erreicht werden: Ein Teil der Kinder schläft trocken durch, d.h., eine gefüllte Blase wird nachts nicht entleert. Dabei werden Kontraktionen der Blase (des Detrusors) bis zum nächsten Morgen „beruhigt". Bei einem anderen Teil der Kinder führt der Füllungsdruck der Blase zu einem Wecken (arousal), die Kinder stehen auf und entleeren die Blase auf der Toilette. Eine Nykturie kann demnach ein „Restsymptom" einer behandelten Enuresis nocturna darstellen und bis ins Erwachsenenalter persistieren. Es ist weder bekannt, weshalb diese jeweiligen Therapieeffekte erreicht werden, noch welche physiologische Veränderungen auf Schlaf und Polyurie nach einer AVT auftreten.

Es gibt zwei Formen von Klingelgeräten, die so genannte „Klingelmatte" mit einem Gerät neben dem Bett und einem Sensor unter dem Bettlaken, und die körpergetragenen Geräte, die so genannte „Klingelhose" mit einem Sensor vor der Genitalregion und einer kleinen Klingel meist in Ohrnähe. Tragbare Geräte und Bettgeräte sind etwa gleich effektiv – die Auswahl sollte den Kindern

überlassen werden (Butler 1994; Fordham u. Meadow 1989). Nach eigener Erfahrung werden tragbare Geräte von jüngeren Kindern bevorzugt, während ältere Kinder und Jugendliche fast ausschließlich Bettgeräte („Klingelmatten") auswählen. Zudem verfügen Bettgeräte häufig über einen Lautstärkeregler und können bei schwerer Erweckbarkeit sehr viel lauter eingestellt werden als tragbare Geräte (Abb. **20**, Abb. **21** s. Farbtafel I).

Das Gerät sollte nicht nur verschrieben, sondern den Kindern vorgeführt werden. In einer für das Kind adäquaten Sprache sollte die Wirkungsweise erklärt, Wünsche und Ängste der Kinder exploriert und das Kind in die Verantwortung auch einbezogen werden. Wichtige Instruktionen umfassen: Notwendigkeit, das Gerät jede Nacht einzusetzen, komplett wach zu werden und die Therapie lange genug fortzusetzen (14 Tage hintereinander trocken, maximal 16 Wochen).

Die Behandlung kann ab einem Alter von 5 Jahren durchgeführt werden. Bei geistig behinderten Kindern wird ein Entwicklungsalter von 6–7 Jahren empfohlen (Butler 1994). Dabei ist es entscheidend, die psychischen Faktoren, die den Erfolg beeinflussen, zu identifizieren und in die Therapie mit einzubeziehen.

Der Therapieerfolg wird nicht durch die Intelligenz des Kindes beeinflusst, wohl aber durch eine Reihe von Faktoren, die von Butler (1994) zusammengestellt wurden: Länge der Fahrtwege zur Klinik, Wartezeit für Termine, ungünstige Wohnverhältnisse, familiäre Stressoren, Kooperation der Eltern, mütterliche Intoleranz und Ärger, negatives Selbstwertgefühl beim Kind, Verhal-

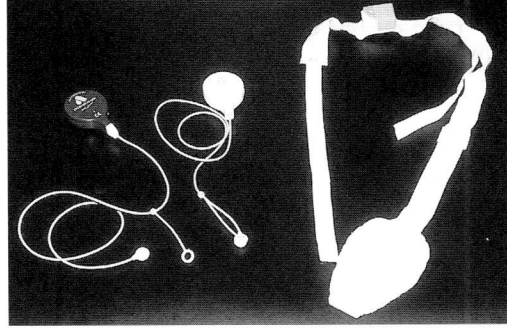

Abb. **20** Tragbare Klingelgeräte verschiedener Hersteller, bestehend aus einem Feuchtigkeitsfühler, Kabel und einer Klingel (mit Batterie). Nach eigener Erfahrung werden die tragbaren Geräte von jüngeren Kindern bevorzugt.

tensprobleme, vorheriges Versagen einer AVT und Einnässform (ungünstiger bei sekundärer Enuresis nocturna und Miktionsauffälligkeiten tags).

Erfolgskriterien für die apparative Verhaltenstherapie (AVT) der Enuresis nocturna nach Butler (1991)

- Initialer Erfolg: mindestens 14 konsekutive trockene Nächte nach maximal 16 Wochen.
- Rückfall: 2 nasse Nächte pro Woche.
- Fortgesetzter Erfolg: kein Rückfall in 6 Monaten.
- Kompletter Erfolg: kein Rückfall in 2 Jahren.

Entscheidend wird der Erfolg durch die Güte der Arzt-Patient-Beziehung („good doctoring") und der Form und Häufigkeit der Nachkontrollen beeinflusst, weswegen in Großbritannien Qualitätsstandards in der Therapie der Enuresis nocturna gefordert wurden. Das Ziel ist die komplette Trockenheit und nicht nur eine Reduktion der Einnässfrequenz. Es wurden deshalb definiert:

- Initialer Erfolg: mind. 14 konsekutive trockene Nächte nach maximal 16 Wochen AVT;
- Rückfall: 2 nasse Nächte pro Woche;
- fortgesetzter Erfolg: kein Rückfall in 6 Monaten;
- kompletter Erfolg: kein Rückfall in 2 Jahren.

Es wurde empfohlen, dass der erste Kontakt, wenn auch nur telefonisch, nach 1 Woche, alle weiteren Kontakte nach 2–3 Wochen bis zum initialen Erfolg stattfinden sollten (Butler 1991). Rückfälle können innerhalb der ersten 6 Monaten in bis zu 30% der Behandlungen auftreten. Eine zweite Behandlung mit einem Klingelgerät sollte sofort begonnen werden und führt in 68–100% zum erneuten initialen Erfolg (Butler 1987).

Ein typisches Beispiel für eine erfolgreiche apparative Verhaltenstherapie wird im nächsten Fallbeispiel verdeutlicht.

Fallbeispiel 4

Primäre monosymptomatische Enuresis nocturna ohne psychiatrische Komorbidität

K. W., 6;8 Jahre

Kerstin wurde wegen einer Enuresis nocturna vorgestellt: Sie schläft sehr tief, die Einnässmengen sind sehr groß, sie nässt jede Nacht ein, sei maximal 14 Nächte am Stück trocken gewesen. Sie war mit 2^1/$_2$ Jahren tagsüber trocken, keine Harnwegsinfekte, keine Miktionsauffälligkeiten. Bisherige Maßnahmen umfassten Kalenderführung mit Belohnungen, nächtliches Wecken, Flüssigkeitsrestriktion und Tragen von Windeln. Sie hat einen großen Leidensdruck.
Anamnese: bis auf verzögerte Sprachentwicklung und logopädische Behandlung wegen Schetismus und Sigmatismus unauffällig. Einschulung mit 6 Jahren, vielseitige Freizeitinteressen, sozial gut integriert. In der Familie haben beide Eltern als Kinder eingenässt.
Befunde: kinderärztliche und neurologische Untersuchung unauffällig; *EEG:* abnorm (nicht pathologisch) mit multifokalen steilen Abläufen; *Ultraschall:* unauffällig, Blasenwanddicke maximal 2,4 mm, Resturin maximal 3 ml; *Uroflow:* Glocke, EMG entspannt; *24-Stunden-Miktionsprotokoll:* bis auf einmaligen Drang unauffällig.
Psychopathologischer Befund: bis auf leichten Sigmatismus und Schetismus vollkommen unauffällig, freundlich, zugewandt mit fröhlichem Affekt. Intelligenz: IQ = 105 (CFT1). Kein Hinweis auf familiäre Interaktionsprobleme im Family-Relations-(FRT) oder Familie-in-Tieren-Test. Im Child Behavior Checklist liegen alle Dimensionen im unterdurchschnittlichen Bereich.
Therapie: Da keine weitere psychiatrische Problematik vorlag und Kerstin hoch motiviert war, wurde mit einer apparativen Konditionierung mit einem tragbaren Klingelgerät begonnen. Es kam dadurch zu einer raschen Reduktion der nassen Nächte, und nach wenigen Wochen war Kerstin trocken.

4.5.5 Verstärkung der apparativen Verhaltenstherapie

Die Wirkung der AVT kann durch Belohnungen und Verstärkern gesteigert werden (Butler 1994). Zusätzlich wurden spezifische Trainingsprogramme entwickelt, die zu höheren Trockenheitsraten am Ende der Behandlung (72%) und bei Katamnese (56%) führten (Houts et al. 1994).

Bei dem **Overlearning** werden dem Kind nach Erreichen der Trockenheit größere Flüssigkeitsmengen abends angeboten, um die Stabilität des Erfolgs zu festigen. Dadurch konnte die Rückfallquote auf 12,8% reduziert werden (Morgan 1978).

Bei dem **Arousal Training** werden Kinder aufgefordert, nach dem Einnässen das Gerät innerhalb von 3 Minuten abzustellen, zur Toilette zu gehen und wieder neu anzulegen. Dieses Ziel wird positiv mit zwei Token (z.B. Aufklebern) verstärkt; falls es nicht erreicht wird, muss ein „Stikker" zurückgezahlt werden. Der initiale Erfolg (89%) und die Trockenheitsrate nach $2^1/2$ Jahren (92%) waren höher als mit einem Klingelgerät allein (73% bzw. 72%) (van Londen et al. 1993).

Das bekannteste Trainingsprogramm ist das **Dry Bed Training – DBT** nach Azrin et al. (1974). Es handelt sich um ein aufwendiges, aber effektives Programm, das mit einer Intensivnacht mit folgenden Elementen beginnt:

1. Vor dem Schlafengehen eine detaillierte Instruktion und das sog. „positive practise", d.h. 20-mal hintereinander auf dem Bett liegen, bis 50 zählen und auf die Toilette gehen.
2. Stündliches Wecken, Anbieten von Flüssigkeit und Retentionstraining, d.h. falls möglich, Zurückhalten der Miktion.
3. Nach einer Einnässepisode: Versorgung der feuchten Bettwäsche (sog. „cleanliness training") und Wiederholung des „positive practise".
4. In den folgenden Nächten werden die o.g. Elemente beibehalten, das Wecken erfolgt nur einmal pro Nacht nach einem bestimmten Schema: in der 2. Nacht zur Schlafenszeit der Eltern; falls das Kind trocken bleibt, wird es in der folgenden Nacht jeweils eine halbe Stunde früher geweckt. Das Wecken wird unterbunden, wenn die Weckzeit eine Stunde vor der Bettgehzeit des Kindes erreicht hat. Für trockene Nächte wird das Kind ausgiebig gelobt.
5. Nach 7 konsekutiven trockenen Nächten wird das Klingelgerät nicht mehr verwendet, wohl aber wird das „positive practice" und „cleanliness training" nach nassen Nächten eingesetzt.
6. Falls es zu einem Rückfall kommt (2 nasse Nächte pro Woche), wird das Klingelgerät wieder verwendet und das einmalige Vorgehen nach dem Weckschema (4.) wiederholt.

Eine schnelle, initiale Trockenheit konnte in einer Studie bei 94,5% der Kinder erreicht werden, die Rückfallquote lag bei 26,7% (Butler 1987). Am effektivsten wirkt das Dry Bed Training, wenn es von Eltern unter professioneller Supervision durchgeführt wird. Azrin et al. (1974) meinten, dass das DBT effektiver sei als die AVT allein. In einer neuen Metaanalyse unterschieden sich die Effekte der beiden Methoden nicht wesentlich (Lister-Sharp et al. 1997). Allerdings ist zu beachten, dass die entscheidenste Komponente beim DBT nach wie vor das Klingelgerät darstellt. Ohne dieses war der Therapieerfolg ähnlich wie bei den Kontrollgruppen. Das DBT sollte deshalb erst nach einer erfolglosen Klingelgerätbehandlung bei besonderer Indikation eingesetzt werden. Bewährt hat es sich z.B. bei therapieresistenten Jugendlichen mit Enuresis nocturna.

Schließlich kann die AVT durch eine **Pharmakotherapie** verstärkt werden. In Kombination mit Desmopressin (6 Wochen initial) waren die Therapieeffekte vor allem bei hoher Einnässfrequenz und begleitenden Verhaltenssymptomen besser (Bradbury u. Meadow 1995).

4.5.6 Pharmakotherapie

Als Mittel der zweiten Wahl können pharmakologische Maßnahmen eingesetzt werden, wobei nur bei zwei Medikamentengruppen antienuretische Effekte nachweisbar sind: *DDAVP (Desmopressin*; Minirin) und Antidepressiva, insbesondere *Imipramin* (Tofranil) (Houts et al. 1994; von Gontard und Lehmkuhl 1996). Stimulanzien und Neuroleptika sind nicht wirksam und sollten, wie Anticholinergika nicht verschrieben werden (Lovering et al. 1988).

Indikationen für eine Pharmakotherapie umfassen: Therapieresistenz gegenüber anderen Methoden; in Kombination mit nicht pharmakologischen Methoden; bei familiären und sonstigen Belastungen, die eine aufwendige Behandlung nicht erlauben; andere spezifische Indikationen, z.B. die Notwendigkeit von kurzfristigem Trockenwerden vor Schulausflügen, Urlauben und dergleichen.

DDAVP, Desmopressin (Minirin), ein synthetisches Analogon des antidiuretischen Hormons (ADH), hat einen rasch einsetzenden antienuretischen Effekt, aber eine hohe Rückfallquote. In einer großen Metaanalyse fand sich eine Reduktion der nassen Nächte bei 10–91%, eine vollkommen Trockenheit während einer 2-wöchigen Periode bei 24,5% und eine bleibende Trockenheit 6 Monate nach Therapie bei 5,7% der Patienten (Moffat et al. 1993).

DDAVP (Minirin) wird intranasal (20–40 µg nur abends) und peroral (200–400 µg nur abends) appliziert. Da die Bioverfügbarkeit von Minirin oral geringer ist als angenommen, ist die intranasale Applikation effektiver; d.h., wenn ein Kind auf Tabletten nicht anspricht, ist ein Behandlungsversuch mit Spray zu erwägen. Die individuelle Dosierung muss über 4 Wochen titriert werden. Dabei wird von uns beim Spray folgendes Schema eingesetzt: 1. und 2. Woche: 20 µg abends; falls kein Erfolg: in der 3. Woche 30 µg; falls kein Erfolg: in der 4. Woche 40 µg abends. Das Schema bei Tabletten ist ähnlich: 1. und 2.

Woche: 200 µg abends; falls kein Erfolg: in der 3. und 4. Woche 400 µg abends. Wenn nach 4 Wochen kein Erfolg eintritt, ist das Kind als Nonresponder (30% der Kinder) anzusehen und die Medikation sollte abgesetzt werden.

Falls Trockenheit erreicht wird, erfolgt eine Dauermedikation von 1–3 Monaten bei der niedrigsten erforderlichen Dosierung. Spätestens nach 3 Monaten sollte ein Absetzversuch von mindestens einer Woche vorgenommen werden.

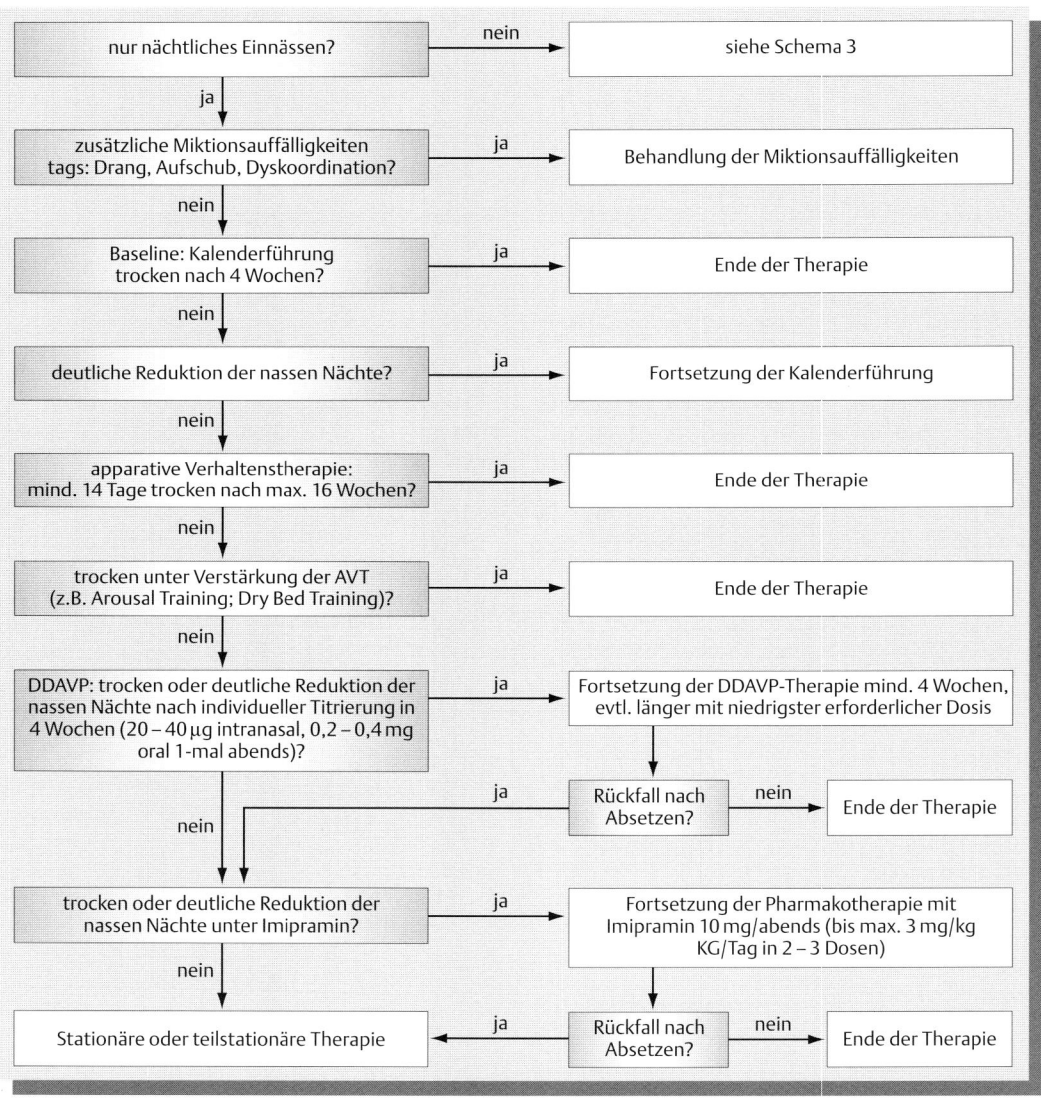

Schema **2**   Therapie der Enuresis nocturna

Möglicherweise ist ein langsames Ausschleichen günstiger als ein abruptes Absetzen (Riccabona et al. 1998). Mögliche Indikationen für eine Langzeittherapie über 12 Monate sind vor allem therapieresistente jugendliche Enuretiker mit hohem Leidensdruck.

Die seltenen Nebenwirkungen umfassen Reizung der Nasenschleimhaut, Kopfschmerzen, Bauchschmerzen, Atemnot, Appetitstörungen, Sehstörungen, Geschmacksveränderungen, niedriger Blutdruck. Es fanden sich keine laborchemischen Veränderungen, die endogene ADH-Sekretion wird nicht betroffen (Hjälmas u. Bengtsson 1993). Die wichtigsten, seltenen Nebenwirkungen sind Hyponatriämie und Wasserintoxikation, bei denen jedoch bisher keine Todesfälle auftraten.

Auch **Imipramin** (Tofranil) hat einen eindeutigen antidiuretischen Effekt mit einer Rückfallquote nach Absetzen der Medikation (Houts et al. 1994). Die Wirkung tritt viel rascher (Furlanut et al. 1989) und bei wesentlich kleineren Dosen ein als bei einer antidepressiver Behandlung (Fritz et al. 1994), wobei der exakte antienuretische Wirkungsmechanismus nicht gesichert ist.

Nachdem 4 Todesfälle unter einer Desipramin-(DMI-)Therapie vermutlich infolge kardialer Nebenwirkungen auftraten (Riddle et al. 1993), wurde die Indikation wegen der Intoxikationsgefahr zurückhaltender gestellt. Wir haben deshalb die Indikation auf folgende Gruppen eingeschränkt: bei Resistenz gegenüber allen anderen Methoden und bei einer Komorbidität von Enuresis nocturna und anderen psychiatrischen Störungen (vor allem hyperkinetischem Syndrom) nach genauer Diagnostik. Dabei sollten folgende Empfehlungen berücksichtigt werden: eine genaue Familienanamnese und körperliche Untersuchung, 3 EKG-Ableitungen, vor, während der Aufsättigungsphase und während des Steady State mit einer Dauer von mindestens 2 Minuten. Keine Verschreibung von trizyklischen Antidepressiva bei verlängertem QTc. Beginn mit einer niedrigen Dosierung von 10–25 mg abends in einer Dosis (< = 1 mg pro kg KG/Tag); nur falls notwendig Erhöhung alle 4–5 Tage um 20–30% bis maximal zum Steady State von 3 mg pro kg KG/Tag in 2–3 Dosen (Tingelstadt 1991; Biedermann 1991).

5 Funktionelle Harninkontinenz

Bei Kindern, die tagsüber einnässen, ist eine „Enuresis" extrem selten, die „als normale Miktion in sozial weniger akzeptablem Ort und Zeit mit unauffälliger Detrusor- und Sphinkterfunktion" (van Gool et al. 1992a und Olbing 1993) definiert wird. Da beim Einnässen tags die Funktion der Blase fast immer betroffen ist, handelt es sich nicht um eine „Enuresis", sondern um eine „funktionellen Harninkontinenz" (Hjälmas 1992a). Eine Übersicht über die Klassifikation der Inkontinenzformen findet sich im. Kap. 2 (s. auch Abb. 4).

5.1 Klassifikation

Organische Inkontinenzformen sind selten. In der großen epidemiologischen Untersuchung von 3556 7-jährigen schwedischen Kindern nässten 173 Kinder mindestens 1-mal alle 3 Monate tags ein, 91 Kinder jede Woche, dennoch fanden sich bei keinem der Kinder Zeichen für eine strukturelle oder neurogene Störung (Hjälmas 1992a).

Den **funktionellen Inkontinenzformen** kommt deshalb allein schon durch ihre Häufigkeit die weitaus größere klinische Bedeutung zu. Hjälmas (1992a, b) definiert eine funktionelle Inkontinenz als nicht durch Krankheiten, Trauma oder kongenitale Malformationen bedingt.

Ohne Zweifel sind die 3 Formen, die in den nächsten Kapiteln näher besprochen werden, klinisch am relevantesten:
1. die **Dranginkontinenz**, gekennzeichnet durch Drangsymptome, häufige Miktionen und Detrusorinstabilität;
2. die **Harninkontinenz bei Miktionsaufschub**, gekennzeichnet durch ein typisches Verhalten, die Miktion hinauszuzögern;
3. die **Detrusor-Sphinkter-Dyskoordination**, gekennzeichnet durch eine dyskoordinierte Blasenentleerung mit reflektorischer Kontraktion des Sphinkters statt Relaxation mit entsprechenden Veränderungen des Urinflusses. Die *seltenen Inkontinenzformen* werden in Kap. 9 besprochen.

Während jedes dieser Syndrome per se vorkommen kann, sind bestimmte Entwicklungen im Verlauf möglich. Durch die wiederholte Kontraktion der Beckenbodenmuskulatur zur Unterdrückung von Drangsymptomen können sich sekundär eine Harninkontinenz bei Miktionsaufschub oder eine Sphinkter-Detrusor-Dyskoordination entwickeln. Wiederholtes Aufschieben kann eine Detrusorhypokontraktilität, ein Lazy-Bladder Syndrome und eine Dyskoordination zur Folge haben (Abb. 4).

Es sollen wichtige Zusammenhänge für die Gesamtgruppe der tags einnässenden Kinder zusammengefasst werden, bevor jede einzelne Form getrennt erläutert wird.

5.2 Epidemiologie

Auch das Einnässen tagsüber zeigt einen deutlichen Alterseffekt und nimmt mit dem Alter ab, wobei weniger epidemiologische Daten vorliegen als bei der Enuresis nocturna. Von 705 3-jährigen Kindern nässen 23% der Jungen und 13% der Mädchen ein (Weir 1982). Bei 7-Jährigen fand Largo et al. (1978) in der Zürcher Längsschnittstudie eine unvollständige Blasenkontrolle tags bei 3,3% der 7-jährigen Jungen und 3,9% der Mädchen. Um ein sekundäres Einnässen (definiert länger als 1 Monat) handelte es sich bei allen Jungen und der Hälfte der Mädchen (1,9%). Bis zum Jugendalter sind es weniger als 1%.

In einer schwedischen epidemiologische Untersuchung von 3556 7-jährigen Schulanfängern in nässten 3,1% der Mädchen und 2,1% der Jungen mindestens 1-mal pro Woche tags ein (Hellström et al. 1990). Bei den Kindern, die ausschließlich tags einnässen, waren Mädchen 3-mal häufiger vertreten.

5.3 Zusammenhänge mit Harnwegsinfekten und vesikoureteralem Reflux

Harnwegsinfekte (HWI) können einerseits eine Inkontinenz begünstigen; andererseits ist eine Harninkontinenz mit einer erhöhten Rate von

HWI assoziiert – sodass sich ein Teufelskreis zwischen Einnässen und Infekten entwickeln kann (Anders 1984; Anders et al. 1984, 1993/94; Olbing 1993).

In der schon oben erwähnten Untersuchung von 3556 7-jährigen schwedischen Schulanfängern traten Harnwegsinfekte sehr viel häufiger bei Mädchen auf (Hansson 1992). 8,4% der Mädchen hatten mindestens 1 Harnwegsinfekt bis zum Alter von 7 Jahren im Vergleich zu 1,7% der Jungen. Harnwegsinfekte treten bei Jungen früher auf (1. HWI mit durchschnittlich 0,8 Jahren) als bei Mädchen (1. HWI mit ca. 4 Jahren). Harnwegsinfekte waren hochsignifikant häufiger bei Mädchen, die tags und nachts einnässten ($^1/_3$ hatte Harnwegsinfekte gehabt), als diejenigen mit reiner Enuresis nocturna (Häufigkeit entsprach der von Kontrollgruppen).

Eine besondere Rolle spielen die so genannten asymptomatischen (besser „covert", nicht entdeckte) Bakteriurien (Meadow 1990; Hansson et al 1990), die meist nicht antibiotisch behandelt werden, aber klinisch mit Einnässen tagsüber und Blasenfunktionsstörungen assoziiert sind.

Diese Zusammenhänge zwischen Einnässen und rezidivierenden Harnwegsinfekten werden in der folgenden Kasuistik deutlich.

Fallbeispiel 5

Idiopathische Dranginkontinenz; primäre Enuresis nocturna; rezidivierende Harnwegsinfekte; Zustand nach Enkopresis; Adipositas; Störung der Feinmotorik (F 82)

A. S., 7;5 Jahre

Vorstellungsanlass: Annette nässt jeden Tag bis zu 6-mal unterschiedliche große Mengen ein, ist noch nie trocken gewesen, klagt über plötzliche Drangsymptome und setzt Haltemanöver ein wie Beine zusammenkneifen und Fersensitz. Sie leidet unter rezidivierenden Harnwegsinfekten, wurde mehrfach urologisch untersucht, eine Harnröhrenerweiterung (Meatotomie) wurde durchgeführt. Sie schämt sich, versteckt ihre nasse Kleidung und wird von Klassenkameraden gehänselt. Sie nässt jede Nacht große Mengen ein und ist noch nie trocken gewesen. Bis kurz vor der Vorstellung kotete sie 2-mal pro Woche ein.
Anamnese: verzögerte Sprachentwicklung, früher Artikulationsstörungen, Trennungsängste, sonst unauffällig; Eltern sind Landwirte, keine weiteren Fälle von Einnässen in der Familie.

Befunde: Adipositas (> 97. Perzentile), perigenital mazerierte, gerötete Haut; feinneurologische Koordinationsstörungen; *EEG:* normal; *Uroflowmetrie:* früher Glocke, EMG angespannt; *Ultraschall:* Blasenwand verdickt (4,5mm), Resturin 12 ml.
Psychopathologischer Befund: misstrauisch, unsicher, sozial ängstlich, dysphorischer Affekt; Intelligenz im unteren Durchschnittsbereich: IQ= 86 (CFT1); Im Family-Relations-Test (FRT) wird die Mutter mit überdurchschnittlich vielen Items idealisiert, zur Schwester besteht eine Geschwisterrivalität, der Vater hat eine eher gering Bedeutung; im Familie-in-Tieren-Test zeichnet sie sich als Täubchen abseits der Familie, während ihre Schwestern im Mittelpunkt stehen.
Therapie und Verlauf: Bei Annette wurde die Einnässproblematik durch die rezidivierenden Harnwegsinfekte perpetuiert; andererseits begünstigte das Einnässen mit kontinuierlich feuchter Wäsche und einer perigenitalen Dermatitis das Wiederauftreten der HWI. Unter antibiotischer Prophylaxe wurde die Dranginkontinenz mit „Fähnchenplan" und Dridase (7,5 mg/Tag) behandelt. Die Enuresis nocturna wurde anschließend mit einem Klingelgerät behandelt. Danach konnte die antibiotische Prophylaxe abgesetzt werden. Obwohl Annette unter der Problematik litt, lag keine manifeste psychiatrische Störung vor.

Die Assoziation von Blasenfunktionsstörungen, Harnwegsinfekten, erhöhtem intravesikalen Druck und vesikoureteralen Refluxen bedeutet eine große Gefahr für den oberen Harntrakt. Es kann so eine Stauungsnephropathie mit irreversiblen Nierenparenchymnarben entstehen. Dabei ist die Dauer und Häufigkeit wichtiger als die Höhe des Blaseninnendruckes (Olbing, 1993).

Die Aussichten einer spontanen Refluxrückbildung ist bei Blasenfunktionsstörungen vermindert. So konnten Tamminen-Möbius et al. (1994) zeigen, dass sich bei 18% der Kinder in der internationalen Refluxstudie Hinweise auf eine Blasenfunktionsstörung ergaben. Zusätzlich kommt es nach Refluxoperationen gehäuft zu Refluxpersistenz und Uretermündungsstenosen durch die Blasenwandhypertrophie (Olbing 1993).

5.4 Enkopresis

5.4.1 Definition und Klinik der Enkopresis

Enkopresis wird definiert als „willkürliches oder unwillkürliches Absetzen von Fäzes normaler oder fast normaler Konsistenz an Stellen, die im soziokulturellen Umfeld des Betroffenen nicht dafür vorgesehen sind" (ICD-10), üblicherweise ab einem Alter von 4 Jahren, unter Ausschluss neurologischer oder struktureller Inkontinenzformen (Remschmidt u. Schmidt 1994).

Nach Largo u. Stutzle (1977) erlangen 97% aller Kinder im Alter von 3 Jahren die Darmkontrolle, im Alter von 7–8 Jahren koten ca. 1,5% der Kinder ein (Bellman 1966). Die Enkopresis ist bei Jungen ca. 3- bis 4-mal häufiger als bei Mädchen. Jeweils die Hälfte leidet unter einer primären bzw. sekundären Form (nach einem sauberen Intervall) (Bellman 1966). Im Gegensatz zur Enuresis überwiegt deutlich die Enkopresis diurna.

Nach Bellman (1966) und Hersov (1994) besteht eine erhöhte Rate von psychiatrischen Auffälligkeiten bei enkopretischen Kindern, wobei nicht geklärt werden kann, ob diese primär Ursache der Enkopresis oder sekundäre Folgen darstellen. In der Untersuchung von Young et al. (1995) hatten nach einem Fragebogenverfahren (CBCL) 26,3% der enkopretischen Kinder psychische Symptome im klinischen Bereich. In eigenen Untersuchungen war die psychiatrische Komorbidität bei Kindern, die einkoteten und einnässten, sehr viel höher: 65% (13/20) lagen nach CBCL im klinischen Bereich und 45% (9/20) hatten eine expansive Störung (hyperkinetisches Syndrom oder Störung des Sozialverhaltens) und 25% (5/20) eine emotionale Störung.

Eine Enkopresis ist häufig mit einer Obstipation verbunden, die oft schon im Kleinkindes-, zum Teil auch Säuglingsalter beginnt (Hatch 1988; Levine 1991). Psychische und auch eine Vielzahl von somatischen Ursachen, wie z.B. eine schmerzhafte Defäkation, stellen wichtige ätiologische Faktoren dar. So zeigten von 227 retrospektiv analysierten Kindern mit Enkopresis 63% eine Vorgeschichte von schmerzhafter Defäkation, die der Obstipation und Stuhlretention vorausging (Partin et al. 1992). Untersuchungen von Loening-Baucke u. Cruikshank (1986) konnten eine erhöhte Rate von dyskoordinierten Defäkationen bei obstipierten im Vergleich zu nicht obstipierten enkopretischen Kindern nachweisen, die mit Bio-

feedbackverfahren behandelt werden können (Loening-Baucke 1990).

Diagnostisch müssen zunächst organisch bedingte Formen der Stuhlinkontinenz ausgeschlossen werden. Auch das Vorliegen einer Stuhlretention und Obstipation sollte anamnestisch sowie sonographisch festgestellt werden. Auch ist es unbedingt notwendig, weitere psychiatrische Störungen, die zusätzlich bei der Enkopresis vorliegen, zu diagnostizieren und spezifisch zu behandeln.

5.4.2 Zusammenhänge zwischen Enkopresis und Harninkontinenz

Alle epidemiologischen Untersuchungen zeigten eine hoch signifikante Assoziation zwischen Enuresis und Enkopresis (Hersov 1994). Pathogenetisch spielt dabei die Enkopresis mit Obstipation eine besondere Rolle. So haben die Arbeitsgruppen um Yazbeck et al. (1987) und O'Regan et al. (1985, 1986) gezeigt, dass bis zur Pubertät wegen der engen anatomischen Nähe zwischen Rektum und Blasenhinterwand jede größere Rektumerweiterung zur Kompression von Blase, Blasenhals und Erweiterung der Urethra führt mit sekundären Konsequenzen für den Harntrakt. Auch Dohill et al. (1994) konnten reversible Veränderungen am Harntrakt in Form von Resturinbildung und Erweiterung des Nierenbeckens durch chronische Obstipation nachweisen.

Zudem stellen der rektale und urethrale Sphinkter zusammen mit der Beckenbodenmuskulatur eine einzige physiologische Einheit dar, sodass eine Kontraktion des rektalen Sphinkters simultan eine Kontraktion des urethralen Sphinkters bewirkt. So fanden sich bei obstipierten, enkopretischen Kindern hoch signifikant häufiger Zeichen einer dyskoordinierten Stuhlentleerung mit fehlender Relaxation des analen Sphinkters während der Defäkation (Loening-Baucke u. Cruikshank 1986), die sich mit Biofeedbackmethoden gut behandeln ließ (Loening-Baucke, 1990; Cox et al. 1994).

5.4.3 Therapie der Enkopresis

Falls keine psychiatrische Komorbidität vorliegt, sind symptomorientierte Maßnahmen indiziert.

Allgemeine verbale und Spieltherapien zeigen in der Behandlung der Enkopresis nur eine geringe Effektivität, während verhaltenstherapeutische Maßnahmen zu einem deutlich günstigeren Therapieerfolg führen (Tharpar et al. 1992; Christophersen u. Edwards 1992). Am effektivsten sind kombinierte Therapien mit verhaltenstherapeutisch-kognitiven Elementen und zusätzlichen Einläufen, Lactulose, Laxanzien, Diätveränderungen und Regulierung des Stuhlgangs durch Schickzeiten. Etwa $^2/_3$ der Kinder sprechen auf solche kombinierten Behandlungsformen, die von Levine (1991) ausführlich dargestellt wurden, an.

An unserer Klinik werden als Standardprogramm regelmäßige „Schickzeiten" nach den Mahlzeiten vereinbart, zu denen die Kinder zur Toilette geschickt werden. Diese werden in einem Verhaltensplan mit Stuhlgang und Einkotepisoden vermerkt. Falls erforderlich, kann der Plan mit kleinen Belohnungen zusätzlich unterstützt werden. Bei Obstipation und Stuhlretention sind regelmäßige Klistiere, z.B. 1- bis 2-mal pro Woche, und eine Stuhlregulation mit Diät und Lactulose per os unumgänglich. In speziellen Zentren werden Biofeedbackmethoden mit intrarektaler Druckmessung (Loening-Baucke 1990) oder über perianale Oberflächen-EMG (Cox et al 1994) bei entsprechender Indikation durchgeführt. Neuere Studien konnten jedoch zeigen, dass der klinische Erfolg durch Biofeedback gegenüber konventioneller Therapie nicht gesteigert werden konnte. Da das Biofeedbacktraining keinen zusätzlichen Effekt erbringt und teuer ist, sollte lieber mit der konventionellen Therapie behandelt werden (Van der Plas et al. 1996).

> Die Studien zeigen, dass wegen der anatomischen und funktionellen Nähe vor allem bei Kindern, die tagsüber einnässen, ein enger Zusammenhang besteht zwischen Enkopresis und Obstipation, die diagnostisch wie auch therapeutisch berücksichtigt werden müssen. Pathogenetisch sind verschiedene Zusammenhänge möglich, die sowohl mit einer Stuhlretention als auch mit einer Dyskoordination beginnen können und in sich negativ verstärkende Kreisläufe münden können.

Die Zusammenhänge zwischen Enkopresis, Obstipation, Harninkontinenz und kinderpsychiatrischer Komorbidität werden in der folgenden Kasuistik deutlich. Mit der Behandlung des Einko-tens durch regelmäßiges Abführen und Regulierung des Stuhlganges besserte sich spontan die Einnässproblematik.

Fallbeispiel 6

Harninkontinenz bei Miktionsaufschub; sekundäre Enuresis nocturna; Enkopresis mit chronischer Obstipation (F 98.1); vorübergehende Ticstörung (F 95.0); emotionale Störung mit Phobien und sozialer Ängstlichkeit (F 93.9); Artikulationsstörung (F 80.0)

M.K., 9;7 Jahre

Vorstellungsanlass: Matthias kotet jeden Tag, zum Teil mehrfach, unterschiedlich große Mengen ein. Er ist obstipiert, der Stuhlgang tritt alle 4–14 Tage auf, er klagt häufig über Bauchschmerzen, die Diät sei ausgeglichen. Eine stationäre Abklärung mit Koloskopie und Probeexzision sei unauffällig gewesen. Tagsüber nässt er 1-mal pro Woche ein, setzt Haltemanöver ein. Jede Nacht nässt er große Mengen ein. Er war im Alter von $1^1/_2$ bis $3^1/_2$ Jahren vollkommen sauber und trocken, erlitt nach Trennung der Eltern einen Rückfall.

Anamnese: Im Säuglingsalter exzessives Schreien, Spucken, Schlafprobleme; verzögerte Sprachentwicklung, expressive Sprachstörung, logopädische Behandlung; ausgeprägte Trennungsängste und Phobien, z.B. vor dem Gewitter; eine zweijährige Spieltherapie wurde durchgeführt; er besucht die 3. Klasse mit guten Leistungen, ist sozial wenig integriert und hat wenige Freunde; in der Familie kam es zu wiederholten Trennungen und Wiedervereinigungen der leiblichen Eltern; auch Trennung von einem Lebenspartner, der gewalttätig war und dessen Ausschreitungen Matthias im Alter von 4 Jahren miterlebte.

Befunde: kinderärztlicher Befund unauffällig; *EEG:* normal; *Ultraschall:* Mittelechoerweiterung der rechten Niere auf 7,5mm, Blasenwand 2,1 mm, Resturinmengen 16–30ml; Rektum. Sigmoid und Colon descendens im Ultraschall maximal erweitert, Durchmesser 46 mm, retrovesikale Impressionen; *Uroflow:* unduliert, z.T. fraktioniert; EMG angespannt.

Psychopathologischer Befund: überangepasst, ängstlich, misstrauisch, soziale und Trennungsängste, Blinzeltics; *Intelligenz:* IQ 106 (CFT1); Im Family-Relations-Test hat die Mutter die größte emotionale Bedeutung; im Familie-in-Tieren-Test wird die Dominanz des älteren Bruders deutlich, der als großer Hund dargestellt wird. Matthias zeichnet sich dagegen als kleine Maus.

Abb. **3** Während das Mädchen links traurig in einem Urinfleck liegt, hüpft es vor Freude wie auf einem Trampolin auf ihrem Bett nach der trockenen Nacht.

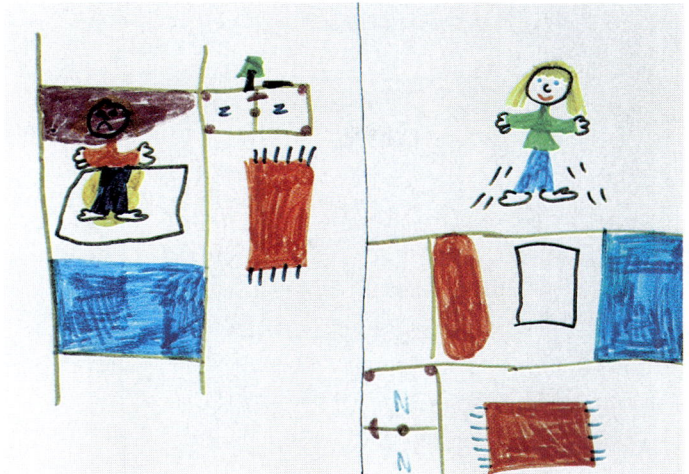

Abb. **19** Baseline. Ein selbst gemalter Kalender (kann nachts und tags verwendet werden): Kurz vor dem Erfolg! Dieser Junge ist fast ganz trocken: es scheinen an jedem Tag (außer an zwei) die Sonnen und es wird gerade ein Tor geschossen.

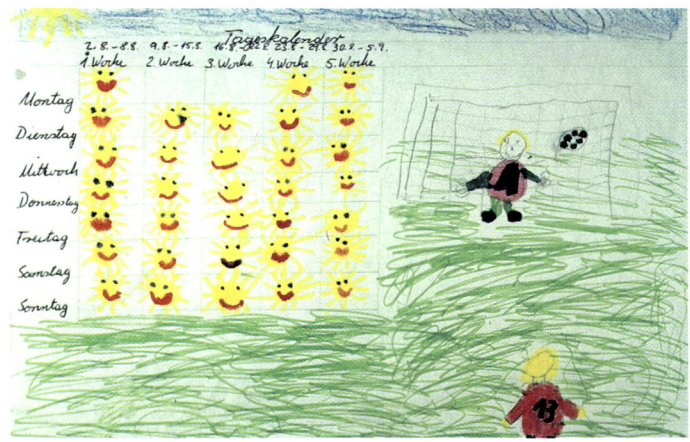

Abb. **21** Bettgeräte verschiedener Hersteller, bestehend aus einer Matte (Stoff mit eingenähten Kabeln oder beschichteter Metallfolie), Kabel und Klingel (mit Batterie), die neben das Bett gestellt werden. Im Hintergrund (links) steht ein sehr viel größeres, historisches, nicht mehr hergestelltes Netzgerät. Nach eigener Erfahrung werden die Bettgeräte von älteren Kindern und Jugendlichen bevorzugt. Zudem sind sie lauter als die tragbaren.

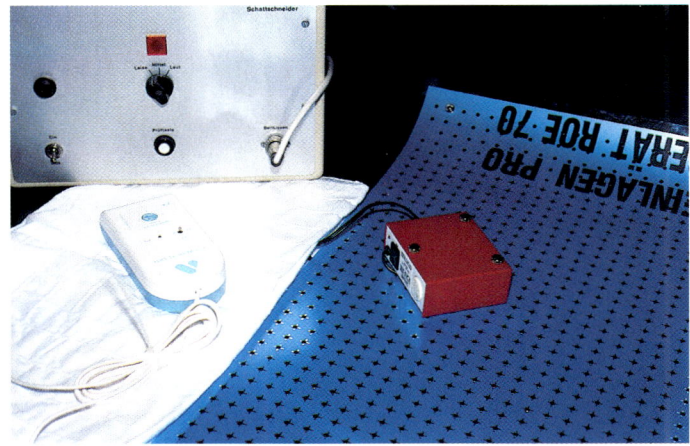

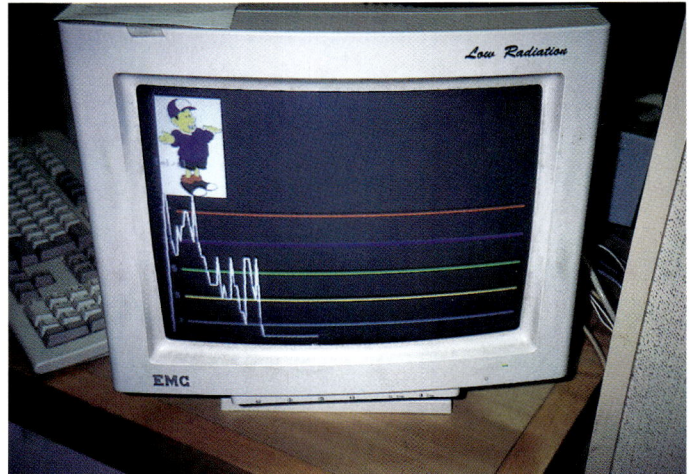

Abb. **24** Biofeedbacktraining: Zeitgleich sieht das Kind beim Wasserlassen die Uroflowkurve und das Bild eines „Männchens", das mit der Kurve mitwandert. Nach Ende der Miktion zeigt es den höchsten Punkt der Kurve an (die maximale Flussgeschwindigkeit). Das Beckenboden-EMG wird akustisch wiedergegeben.

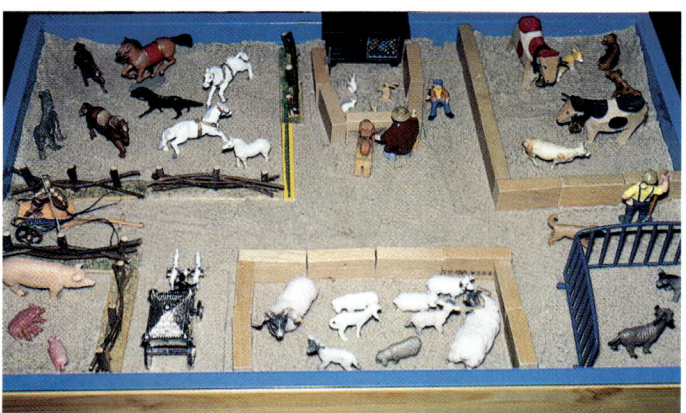

Abb. **26** Sandspieltherapie (Kasuistik Nr. 14): Tiere werden akribisch zu Familien hinter Zäunen gruppiert. Hunde und Bauern bewachen sie vor möglichen Angriffen von wilden Tieren.

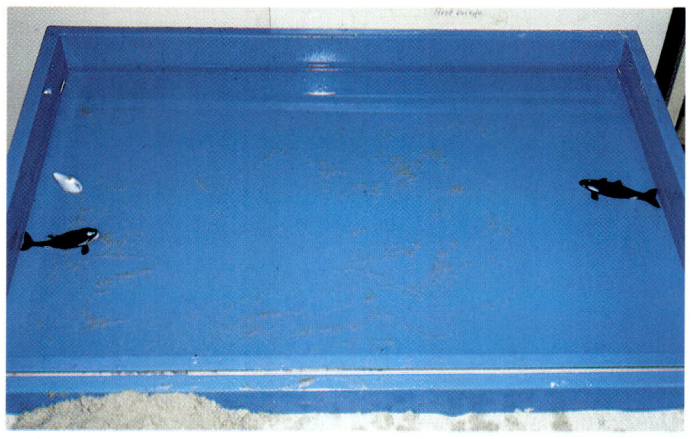

Abb. **27** Sandspieltherapie (Kasuistik Nr. 14): Der Kasten ist vollkommen von Sand entleert und mit Wasser gefüllt. Links sieht man Mutterwal mit Kind – rechts den Vaterwal, der im folgenden Spiel immer wieder in den Sand im Vordergrund geworfen wurde.

Therapie und Verlauf: Das Einkoten war mit einer chronischen Obstipation und Stuhlretention verbunden, die im Ultraschall sichtbar waren. Es wurden 2-mal pro Woche Einläufe, täglich Lactulose und regelmäßige Schickzeiten vereinbart. Anfänglich wurden große Stuhlmassen abgesetzt, die Einkotfrequenz reduzierte sich deutlich und die Ultraschall- und Uroflowbefunde besserten sich. Mit Kalenderführung sistierte das Einnässen tags vollkommen, die nächtliche Enuresis reduzierte sich auf 2-mal pro Woche. Die Ticstörung war wegen der gering ausgebildeten Symptomatik nicht behandlungsbedürftig. Nach wiederholten familiären Belastungen zeigte sich bei Matthias eine emotionale Störung, die sich trotz zweijähriger Spieltherapie nicht vollkommen zurückgebildet hatte.

5.5 Psychiatrische Aspekte der Harninkontinenz

Die Rate psychiatrischer Probleme ist bei Kindern, die tagsüber einnässen, im Gegensatz zu Kindern mit einer reinen Enuresis nocturna eindeutig erhöht. Die wenigen psychologischen und psychiatrischen Arbeiten stammen meistens vor der Zeit modernerer Klassifikationen und Diagnostik, sodass zwar die Gesamtgruppe der tags einnässenden Kinder beschrieben wurden, aber nicht die einzelnen Subgruppen.

Schon im Alter von 3 Jahren (d.h. vor der Definition einer Inkontinenz) sind Kinder, die tags einnässen, auffälliger als reine nächtliche Einnässer – vor allem die Jungen (Weir 1982). Im Vergleich zu Kontrollpersonen zeigten sie signifikant häufiger Sprachentwicklungsverzögerungen und allgemeine Entwicklungsdefizite (Vineland Social Maturity Scale). Sozioökonomische und familiäre Faktoren waren dagegen nicht assoziiert.

In einer anderen Studie waren 40 tags und nachts einnässende Kinder nach Lehrereinschätzung signifkant auffälliger als Kontrollpersonen, vor allem bezüglich ihres „antisozialen" und „neurotischen" Verhaltens (Berg et al. 1977). Die 46 Kindern mit Enuresis nocturna hatten ebenfalls höhere Werte, erreichten jedoch keine Signifikanz gegenüber Kontrollpersonen. Fielding (1980) untersuchte 30 Kinder mit einer „Enuresis diurna et nocturna", die eine hohe Rate von Drangsymptomen aufwiesen. Nach einem psychiatrischen Interview waren 30% (9) der tags und nachts einnässenden Kinder klinisch psychiatrisch auffällig – höher, jedoch nicht signifikant – als nächtliche Einnässer. In einer weiteren Studie von 44 tags einnässenden Kindern waren nach kinderpsychiatrischer Einschätzung 25% (11) definitiv, 6 möglicherweise psychiatrisch auffällig (Halliday et al. 1987). Dies betraf vor allem „dissoziale", weniger „neurotische" Störungen.

In eigenen klinischen Untersuchungen fanden sich bei Kindern, die tags einnässen, im Vergleich zu den nächtlichen Einnässern folgende signifikante Unterschiede: bei 52,6% mindestens eine ICD-10-Diagnose, bei 19,5% eine emotionale Störung und bei 24,6% eine Enkopresis (von Gontard 1995; von Gontard et al. 1999c). Expansive Störungen waren zwar häufiger, erreichten aber keine Signifikanz (Tab. **10**).

Die eher geringen Unterschiede zwischen den Tags- und den Nachts-einnässenden liegt daran, dass sich in beiden Gruppen Einnässformen mit hoher und mit niedriger Komorbidität finden. Wie schon oben ausgeführt, sind Kinder mit einer sekundären Enuresis nocturna sehr viel häufiger psychiatrisch auffällig als die primären. Bei den Tagseinnässenden zeichnen sich die Kinder mit einer Harninkontinenz bei Miktionsaufschub durch eine höhere psychiatrische Belastung aus (Tab. **11**) (von Gontard, 1995; von Gontard et al. 1999c). Diese Befunde wurden bestätigt in einem Vergleich kinderpsychiatrischer mit pädiatrischen Stichproben: die Kinder mit einer Dranginkontinenz hatten signifikant niedrigere Raten von ICD-10-Diagnosen sowie klinische Auffälligkeiten im CBCL-Elternfragebogen (von Gontard et al. 1998c).

5.6 Therapie und Verlauf

Wegen der hohen Komorbidität mit somatischen und psychiatrischen Faktoren benötigen Kinder, die tags einnässen eine intensivere Diagnostik als die nächtlichen Enuretiker. Diese ist ausführlich in Kap. 3 dargestellt und sollte Folgendes umfassen:
- eine genaue Anamnese,
- körperliche Untersuchung,
- Urinstatus,
- bei Auffälligkeiten Bakteriologie,
- 24-Stunden-Miktionsprotokoll,
- Sonographie mit Resturinbestimmung
- und Uroflowmetrie, möglichst mit Beckenboden-EMG,

Tabelle **10**   Vergleich tags einnässende Kinder mit nächtlichen Enuretikern

ICD-10-Diagnosen	Einnässen tags (%) (n = 57)	Enuresis nocturna (%) (n = 110)	p (χ^2)
Emotionale Störungen	19,5 (11)	8,2 (9)	*
Expansive Störungen	28,1 (16)	17,3 (19)	n.s.
Hyperkinetisches Syndrom	10,5 (6)	9,1 (10)	n.s.
Störung des Sozialverhaltens	17,5 (10)	8,2 (9)	n.s.
Enkopresis	24,6 (14)	5,5 (6)	***
Andere	3,5 (2)	7,3 (8)	n.s
Mindestens eine Diagnose	52,6 (30)	33,6 (37)	*

Tabelle **11**   Vergleich Kinder mit Dranginkontinenz und mit Harninkontinenz bei Miktionsaufschub

ICD-10-Diagnosen	Dranginkontinenz (%) (n = 22)	Harninkontinenz bei Miktionsaufschub (%) (n = 28)	p (chi2)
Emotionale Störungen	18,2 (4)	17,9 (5)	n.s.
Expansive Störungen	13,6 (3)	39,3 (11)	*
Hyperkinetisches Syndrom	4,5 (1)	14,3 (4)	n.s.
Störung des Sozialverhaltens	9,1 (2)	25,0 (7)	n.s.
Enkopresis	18,2 (4)	25,0 (7)	n.s.
Andere	0	7,1 (2)	n.s
Mindestens eine Diagnose	40,9 (9)	60.7 (17)	n.s.

– Screening für psychische Symptome mit Fragebogenverfahren bei allen Kindern, bei vielen ist eine genaue kinderpsychiatrische Abklärung erforderlich.

Falls ein gemischtes Tags-Nachts-Einnässen vorliegt, wird die Problematik tags zuerst behandelt. Der Entscheidungsbaum für die Tagproblematik findet sich im Schema **3**, die jeweils spezifischen Behandlungsrichtlinien in den Flussschemata **4–6**. Jedes dieser Inkontinenzformen weist typische Leitsymptome auf, die für eine Verdachtsdiagnose richtungweisend sind (Schema **3**):
– hohe Miktionsfrequenz (> 7-mal/Tag), kleine Volumina, Haltemanöver und Drangsymptome bei der Dranginkontinenz (Schema **4**),
– iedrige Miktionsfrequenz (< 4-mal/Tag), Resturin, Harnretention, Aufschub und Haltemanö-

ver bei der Harninkontinenz bei Miktionsaufschub (Schema **5**),
– Pressen, unterbrochener Harnstrahl, Uroflow fraktioniert oder staccatoförmig, EMG angespannt und Resturin bei der Detrusor-Sphinkter-Dyskoordination (Schema **6**).

Leitsymptome für die seltenen Inkontinenzformen, die in Kap. 9 zusammengefasst werden, sind:
– Einnässen bei erhöhtem intraabdominellem Druck (z.B. Husten) bei der Stressinkontinenz,
– komplette Blasenentleerung beim Lachen bei der Lachinkontinenz,
– extrem seltene, unterbrochene Miktionen mit inkompletter Entleerung beim Lazy-Bladder Syndrome.

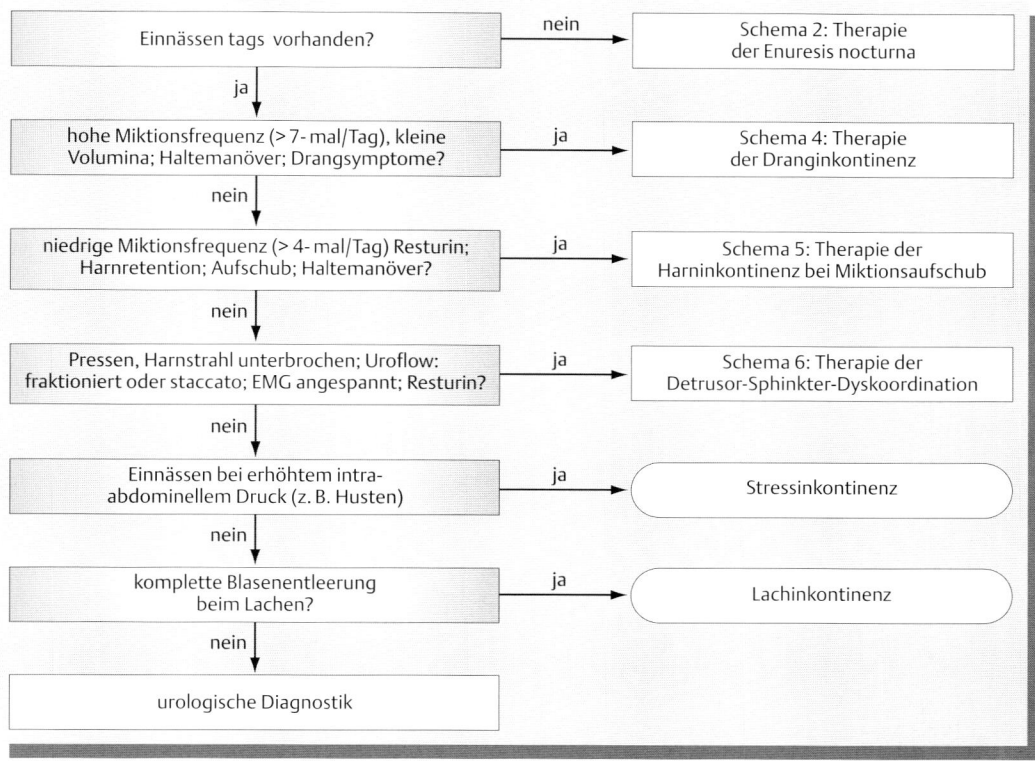

Schema **3**   Differenzialdiagnose des Einnässens tags

6   Idiopathische Dranginkontinenz

Synonyma: Urge Incontinence, Urge Syndrome, Detrusorinstabilität

6.1   Definition

Die idiopathische Dranginkontinenz wird klinisch und urodynamisch definiert. Deskriptiv handelt es sich um einen „ungewollten Harnabgang bei plötzlichem, von Anfang an überstarkem Harndrang am Tage bei verminderter Blasenkapazität" (Olbing 1993). Urodynamisch ist sie bedingt durch eine Detrusorinstabilität, „definiert als ununterdrückbares Auftreten von Detrusorkontraktionen von mehr als 25 cm H_2O während der Füllungsphase" (Olbing 1993). Eine symptomatische Dranginkontinenz tritt dagegen sekundär nach Zystitis, Vulvovaginitis, vaginalem Fremdkörper, infravesikalen Obstruktionen und neurogenen Störungen auf.

6.2   Epidemiologie

Es handelt sich um die häufigste Inkontinenzform des Kindesalters. In einer schwedischen epidemiologischen Untersuchung von 7-jährigen Schulanfängern nässten 3,1% der Mädchen und 2,1% der Jungen tags ein. Davon hatten 82% der Mädchen und 72% der Jungen zusätzliche Drangsymptome (d.h. bei 2,5% der Mädchen und 1,5% der Jungen) (Hellström et al. 1990).

Das Altersmaximum in Klinikpopulationen liegt bei 9–10 Jahren (van Gool u. de Jonge 1989) bzw. bei 6–9 Jahren (Olbing1993). Die Symptomatik lässt bis zur Pubertät hin nach (Hellström et al. 1995), persistiert jedoch nicht selten bis ins Erwachsenenalter (Madersbacher 1991). Immerhin klagten noch 5,9% der 17-jährigen weiblichen und 0,9% der männlichen Jugendlichen über mindestens ein Drangsymptom (Hellström et al. 1995). Es handelt sich um die einzige Einnässform, bei der Mädchen überrepräsentiert sind.

6.3   Ätiologie

Bei der Dranginkontinenz handelt es sich um ein physiologisches, entwicklungsabhängiges Phänomen. Als Hinweis auf eine genetische Komponente finden sich in empirischen Familienuntersuchungen gehäuft Verwandte mit Drangsymptomen und Einnässproblemen. Erste Kopplungsanalysen sind in einzelnen großen Familien durchgeführt worden (Eiberg 1999; von Gontard 1999e). Doch auch Umweltfaktoren spielen bei der Dranginkontinenz eindeutig eine Rolle, da sie durch Harnwegsinfekte ausgelöst wird und im Sinne eines erlernten Verhaltens persistieren kann (van Gool und de Jonge 1989).

Diese genetischen und Umweltfaktoren bewirken eine periphere Detrusorinstabilität, d.h., der Blasenhohlmuskel neigt zu spontanen Kontraktionen mit intravesikalen Druckschwankungen (Olbing1993). Diese werden als ein Gefühl des „Dranges" wahrgenommen und werden mit Haltemanövern beantwortet. D.h., es wird eine unphysiologische Kontraktion des Beckenbodens eingesetzt, statt den Drang mit dem zentralen Nervensystem bewusst wahrzunehmen und zu kontrollieren (Hellström et al. 1987). Während Frewen (1978) bei Erwachsenen die Dranginkontinenz als psychosomatische Störung, bei der emotionale Faktoren eine Hauptrolle spielen, ansieht, sprechen neuere Arbeiten eindeutig gegen eine Psychogenese der Dranginkontinenz (van Gool et al.1992a u. b; von Gontard et al. 1998c).

6.4   Klinik

Die Dranginkontinenz ist als eigenständiges Syndrom detailliert beschrieben worden (Vincent 1966; de Jonge 1973; Olbing 1993; van Gool u. De Jonge 1989; Beetz 1993). Die Symptomatik umfasst:
– Hohe Miktionsfrequenz von mehr als 7-mal/Tag (Pollakisurie) mit kurzen Miktionsabständen.
– Drangsymptomatik mit häufigem, plötzlichem, oft imperativem Harndrang.
– Einnässen von kleinen Urinmengen, bei Ermüdung gehäuft am Nachmittag.

- Auffällige Haltemanöver wie Anspannung der Beckenbodenmuskulatur, Aneinanderpressen der Oberschenkel, Hüpfen von einem Bein auf das andere, Hockstellung und Fersensitz. Dabei wirken die Kinder oft abwesend durch die Konzentration auf den Drang. Manche Mädchen versuchen, den Drang mit dem sog. „curtsey sign" oder „Vincent's sign" (Knicks-Zeichen) zu überspielen: Sie tun so, als ob sie etwas aufheben oder sich die Schnürsenkel zubinden. Dabei setzen sie sich auf ihre Ferse und heben so den Beckenboden an (Vincent 1966; Anders 1993/94).
- Vulvovaginitis, perigenitale Hautmazeration.
- Rezidivierende Harnwegsinfekte. In einer Serie von 93 Kindern waren bei 94% Harnwegsinfekte aufgetreten (van Gool u. De Jonge 1989). Die Rate von HWI scheint von Selektionseffekten beeinflusst zu sein: 71,4% (15/21) von Kindern einer Kinderklinik hatten HWI in der Vorgeschichte gehabt, 28,6% (6/21) von kinderpsychiatrischen Patienten (von Gontard et al. 2000).
- Erhöhte Rate von vesikoureteralem Reflux. Bei 93 Kindern konnte ein VUR in 40%, eine Refluxnephropathie in 30% nachgewiesen werden (van Gool u. De Jonge, 1989).
- Obstipation, manchmal verbunden mit Einkoten (van Gool u. De Jonge 1989).
- Nykturie mit häufigem Toilettengang.
- Nächtliches Einnässen: dabei öfter Erwachen bei oder nach der Miktion, mehrfaches Einnässen, meist geringere oder wechselnde Urinmengen und leichtere Erweckbarkeit im Vergleich zur monosymptomatischen Enuresis nocturna.

Durch den Einsatz von unphysiologischen Haltemanövern mit Kontraktion der Beckenbodenmuskulatur lernen Kinder, den Toilettengang hinauszuzögern, sodass sich eine Harninkontinenz bei Miktionsaufschub entwickeln kann. Im weiteren Verlauf kann sogar eine Detrusor-Sphinkter-Dyskoordination entstehen, bei der selbst während der Miktion der Beckenboden nicht relaxiert, sondern paradox und nicht bewusst angespannt wird.

6.5   Psychiatrische Aspekte

Nach klinischen Beobachtungen wurden psychische Symptome einschließlich des hohen Leidensdrucks bei Kindern mit einer Dranginkonti-

nenz als sekundäre Folge des Einnässens aufgefasst (Olbing 1993). Sie werden durch die Akzeptanz und das Verständnis durch Gleichaltrige und Eltern moduliert (van Gool u. de Jonge 1989). Im Vordergrund stehen intrafamiliäre Interaktionsprobleme mit tadelndem, schimpfendem Verhalten der Eltern (de Jonge 1973). Reaktiv können sich Kinder aggressiv, verweigernd, aber auch depressiv und zurückgezogen verhalten. Im Erwachsenenalter sah Frewen (1978) die Dranginkontinenz überwiegend als psychosomatische Störung. Neuere empirische Arbeiten wie die von Nazareth u. King (1993) fanden nur eine leicht erhöhte Rate von sekundären, unspezifischen psychischen Symptomen bei Frauen mit einem Drangsyndrom.

Erste systematische Untersuchungen konnten zeigen, dass zwar emotionale Probleme dominieren, aber die meisten Kinder mit einer Dranginkontinenz psychiatrisch nicht auffällig sind (von Gontard et al. 1998c). In einer Zwei-Zentren-Studie einer Kinder-und einer kinderpsychiatrischen Klinik hatten von 42 Kindern mit einer Dranginkontinenz nur 28,6% (12) mindestens eine ICD-10-Diagnose, davon 14,3% (6) eine emotionale Störung und 4,8% (2) eine expansive Störung. Nach dem CBCL-Elternfragebogen (n = 37) hatten nur 13,5% (5) einen Gesamtwert im klinischen Bereich (T-Wert > 63; 90. Perzentile), 18,9% (7) nach der internalisierenden Skala und 8,1% (3) nach der externalisierenden. Mit anderen Worten: Die Kinder waren nach Elterneinschätzung nur geringgradig auffälliger als der Bevölkerungsdurchschnitt (10% für alle drei Skalen). Im Vergleich der Kliniken wurden Selektionseffekte in dieser Studie deutlich: 20,0% (4/20) der kinderpsychiatrischen Patienten hatten einen CBCL-Wert im klinischen Bereich und 33,3% (7/21) mindestens eine ICD-10-Diagnose; in der Kinderklinik waren die Raten sehr viel niedriger: Nur 5,9% (1/17) waren nach dem CBCL klinisch auffällig, 23,8% (5/21) hatten eine ICD-10-Diagnose.

Obwohl Interaktionsprobleme vorkommen können, gaben 40% (12) der Kinder an, dass ihre Mütter positiv auf sie eingingen. Nur 13,3% (3) meinten, ihre Mütter würden überwiegend negativ reagieren. Auch waren Familien von Kindern mit einer Dranginkontinenz sehr viel weniger auffällig als Familien mit einer Harninkontinenz bei Miktionsaufschub (von Gontard et al. 2001). Letztere waren bezüglich der Kohäsion, d.h. des Zusammenhalts in der Familie, losgelöster und der Adaptabilität, d.h. bezüglich ihrer Flexibilität auf Veränderungen zu reagieren, rigider (nach dem FACES-III-Fragebogen).

6.6 Diagnostik

Die Basisdiagnostik wurde in Kap. 3 ausführlich dargestellt. Die Sonographie ist häufig unauffällig, gelegentlich finden sich eine verdickte Blasenwand und Restharn sowie rektale Stuhlretentionszeichen. Bei der Uroflowmetrie mit Beckenboden-EMG sind die Volumina oft sehr klein. Das mittlere Volumen lag in der oben erwähnten Zwei-Zentren-Studie bei 108,7 ml (SD 56,3) (von Gontard et al. 2001). Häufig findet sich im Uroflow eine „Glocke" mit einem frühen Gipfel; der Blaseninnendruck ist erhöht, sodass es zu einem schnellen und plötzlichen Harnaustritt kommt mit einer maximalen Flussgeschwindigkeit von 21,1 ml/s (SD 8,3). Anderenfalls ist die Kurvenform normal: 76,3% hatten eine Glocke, 2,6% ein Plateau, 18,4% eine staccatoförmige und 2,6% eine fraktionierte Kurve. Der wichtigste Aspekt der Diagnostik ist neben der Anamnese das 24-Stunden-Miktionsprotokoll, bei dem sich kleine Volumina (unter 100 ml) und häufige Miktionen in kurzen Abständen (über 7- bis zu 20-mal/Tag) dokumentiert werden können.

Während die Entleerungsphase nur geringe Auffälligkeiten zeigt, finden sich während der Füllungsphase der Blase typische Veränderungen, die mit einer Blasendruckmessung (Zystometrie) nachgewiesen werden können (Olbing 1993; van Gool u. de Jonge 1989). Statt eines langsamen, kontinuierlichen Druckanstiegs treten schon bei kleinen Volumina unundrückbare Detrusorkontraktionen auf. Diese werden als Drang wahrgenommen und durch willkürliche Kontraktionen der Beckenbodenmuskulatur unterdrückt. Zystometrien sollten nicht routinemäßig, sondern nur in Ausnahmefällen und bei eindeutiger Indikation durchgeführt werden.

6.7 Therapie

Der Schwerpunkt der Therapie liegt in einem symptomorientierten kognitiv-verhaltenstherapeutischen Vorgehen (Hellström et al. 1987; van Gool u. De Jonge 1989; van Gool et al. 1984, 1992b; Gäbel u. Olbing, 1993), wie im Flussschema **4** dargestellt. Das Training wird überwiegend ambulant, bei therapieresistenten Formen kann es auch stationär oder tagesklinisch durchgeführt werden. Entscheidend ist auch hierbei der Aufbau einer guten therapeutischen Beziehung zum Kind, Motivationsaufbau und Unterstützung sowie Entlastung der Eltern.

Das spezifische Therapieziel ist eine zentrale, bewusste Kontrolle der Drangsymptome ohne motorische Haltemanöver. Nach einem Motivationsaufbau werden den Kindern entsprechend ihres Entwicklungsstandes die Blasenfunktion und entsprechende Zielveränderungen kognitiv dargestellt. Dies ist wichtig, da viele Kinder keine anatomischen Vorstellungen über die Lage und Funktion ihrer Blase haben. So wussten 28,5% der Kinder mit Dranginkontinenz im Alter von 5–11 Jahren nicht, woher Urin kommt, 56,3% meinten, er fließt direkt vom Mund zum Genitale, und nur 15,6% meinten, dass andere Organe beteiligt wären (von Gontard et al. 1998c). 70% hatten keine Erklärung dafür, wie es zum Einnässen kommt.

Praktisch kann man dazu die Kinder ihre Blase zeichnen lassen oder z.B. mit einem wassergefüllten Ballon die Funktion erklären. Als Nächstes werden die Kinder aufgefordert, den Harndrang wahrzunehmen, sofort die Toilette aufzusuchen und auf Haltemanöver als Gegenmaßnahmen zu verzichten. In einem so genannten „Fähnchenplan" werden Miktionen ohne Einnässen symbolisch als Fähnchen, Einnässepisoden als Wolken dargestellt (Abb. **22**). Dies kann auch positiv mit Token (Belohnern) verstärkt werden (Gäbel u. Olbing 1993). Die Pläne werden bei den Folgeterminen mitgebracht und mit dem Therapeuten oder Arzt durchgesprochen. Beim günstigen Verlauf nehmen zunächst die Zahl der (Einnässepisoden) Wolken bei unverminderter Miktionsfrequenz ab, erst im zweiten Schritt lässt die Häufigkeit des Wasserlassens nach.

In seltenen Fällen kann dies kombiniert werden mit einer apparativen Konditionierung mit einem Klingelgerät (Gäbel u. Olbing 1993; van Gool 1992b). Dies kann dem Kind helfen, Einnässepisoden wahrzunehmen. Diese Therapiekomponente kann natürlich nur stationär oder am Wochenende zu Hause durchgeführt werden. Es ist dabei zu beachten, dass das Kind sich nicht schämt und deshalb verstärkt Haltemanöver einsetzt. Deshalb können Geräte, die einen Vibrationsalarm auslösen, bei dieser Indikation günstiger sein.

Ferner handelt es sich bei der Dranginkontinenz um die einzige Einnässform im Kindesalter, bei dem ein Blasentraining sinnvoll ist. Nach Kegel (1956) wird der Beckenboden kontrahiert und

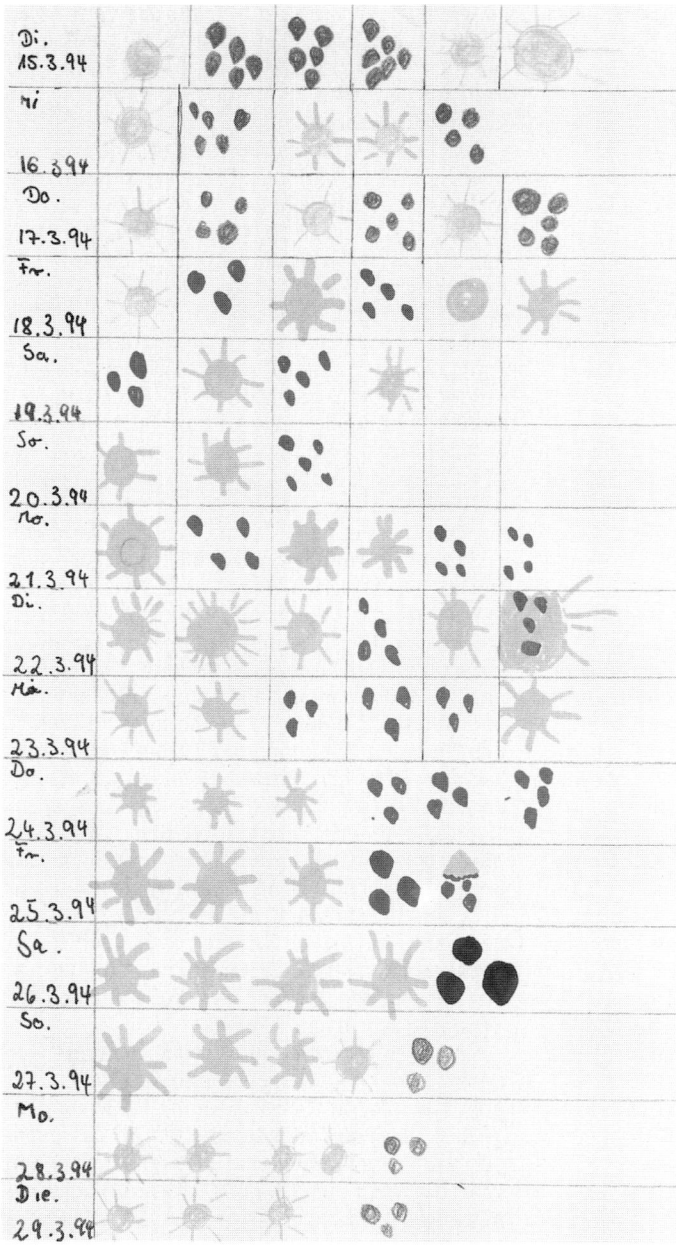

Abb. 22   Tagesplan bei Dranginkontinenz: Statt Fähnchen und Wolken wählte dieses Mädchen Sonnen und Tropfen. Unter Dridase-Medikation hatte sich die Miktionsfrequenz in den normalen Bereich (5- bis 6-mal/Tag) vermindert. Mit dem Plan verringerte sich allein in diesen zwei Wochen die Einnässhäufigkeit von 3-mal/Tag auf 1-mal/Tag. Der Plan ermöglicht eine bewusste Wahrnehmung der Veränderung und wirkt motivationssteigernd.

anschließend relaxiert. Dies führte bei 60% (von 79) Kindern mit einer Dranginkontinenz zur Trokkenheit (Schneider et al. 1994). Auch hierbei ist zu beachten, dass das Hauptziel in einer Relaxation und verbesserten Wahrnehmung, nicht in einer Stärkung des Beckenbodens liegt, wie z.B. bei Er-

wachsenen mit einer Stressinkontinenz. Anderenfalls kann statt des erwünschten therapeutischen Effekts eine Dyskoordination „antrainiert" werden.

Biofeedbackmethoden sind selten notwendig und sind nur bei spezieller Indikation sinnvoll, z.B. bei Resturinbildung oder staccatoförmigen Uroflowmetriekurven oder angespanntem Bekkenboden-EMG. Diese werden in Kapitel 8 ausführlich dargestellt. Invasive Biofeedbackverfahren mit intravesikaler Druckmessung scheinen dagegen weder sinnvoll noch notwendig zu sein (Hellström et al. 1987).

Die kognitiv-verhaltenstherapeutischen Maßnahmen sind die entscheidenden Therapiekomponenten und sollten mindestens 4 Wochen ohne Medikamente durchgeführt und während der gesamten Therapie fortgesetzt werden. Falls sie nicht ausreichen, können sie mit einer Pharmakotherapie mit *Oxybutinin (Dridase)* unterstützt werden, das über eine spasmolytische, anticholinerge und lokalanalgetische Wirkung (Olbing 1993; von Gontard u. Lehmkuhl 1996) verfügt. Von den Inkontinenz- und Enuresisformen besteht als einzige Indikation die diagnostisch gesicherte idiopathische Dranginkontinenz mit Detrusorinstabilität. Für andere Einnässformen, insbesondere der isolierten Enuresis nocturna, besteht keine Indikation.

Oxybutinin (Dridase) wird oral rasch resorbiert, die Wirkung beginnt nach 30 Minuten, die maximale Serumkonzentration wird nach 50–60 Minuten erreicht. Die Halbwertzeit beträgt durchschnittlich 2,3 Stunden, es wird über die Nieren ausgeschieden, eine Akkumulation findet bei wiederholter Gabe nicht statt. Die Effektivität in der Behandlung der idiopathischen Dranginkontinenz ist bei Erwachsenen wie auch bei Kindern erwiesen (Thüroff et al. 1991; Homsy et al. 1985) mit Zunahme der Blasenkapazität und Abnahme der Drangsymptomatik. Dagegen ist Oxybutinin bei einer reinen Enuresis nocturna nicht effektiv (Lovering et al. 1988). Die anticholinergen Nebenwirkungen sind dosisabhängig und umfassen: Mundtrockenheit, fleckige Hautrötung und Akkommodationsstörungen, Abnahme der Schweißdrüsensekretion, Glaukomauslösung, Tachykardie, Miktionsstörung, Müdigkeit, Übelkeit, Kopfschmerzen, Schwindelgefühl.

Behandlungsschema für Oxybutinin

- 4 Wochen Verhaltenstherapie.
- 4 Wochen Verhaltenstherapie und 0,3 mg/kg KG/Tag Oxybutinin (maximal 15 mg/Tag).
- Verhaltenstherapie und 0,6 mg/kg KG/Tag Oxybutinin (maximal 15 mg/Tag).

An unserer Klinik führen wir folgendes Schema durch:
1. Mindestens 4 Wochen Verhaltenstherapie.
2. Falls kein Erfolg, 0,3 mg/kg KG/Tag in 2–3 Dosen (maximal 15 mg/Tag); es empfiehlt sich, die Medikation einzuschleichen: Beginn mit 1,25 mg ($^1/4$ Tablette) morgens (< 8 Jahre) und 2,5 mg ($^1/2$ Tablette) (> 8 Jahre) und langsame Steigerung; 2 Dosen morgens und mittags bei reinem Einnässen tagsüber; 3 Dosen morgens, mittags und abends, wenn nächtliches Einnässen vorhanden ist (Olbing 1993).
3. Maximal 0,6 mg/kg KG/Tag Oxybutinin (maximal 15 mg/Tag) in 2–3 Dosen unter Fortsetzung der Verhaltenstherapie.

Die Medikation kann 2–6 Monate fortgesetzt werden, danach kann ein langsamer Absetzversuch durchgeführt werden. Als Alternative zu Oxybutinin (Dridase) kommt das Medikament Propiverdinhydrochlorid (Mictonorm, Mictonetten) in einer Dosierung von 2-mal 0,4 mg/kg KG infrage (d.h. 0,8 mg/kg KG/Tag in zwei Dosen) (Beetz 1993).

Eine typische Therapie eines Mädchens mit einer Dranginkontinenz wird in der folgenden Kasuistik dargestellt.

▨ Fallbeispiel 7

Primäre Enuresis nocturna; Idiopathische Dranginkontinenz

S.E. 6;5 Jahre

Vorstellungsanlass: Susanne ist noch nie trocken gewesen. Sie nässt jede Nacht, z.T. mehrfach mit wechselnd großen Mengen ein und ist schwer erweckbar. Tags nässt sie jede Stunde ein, die Hose ist konstant feucht. Sie klagt über plötzlichen Harndrang, an Haltemanövern kommen vor: Hocke, Fersensitz, Unruhe und Zusammenkneifen der Beine. Bisher 4 Harnwegsinfekte, antibiotische Prophylaxe, Meatuskalibrierung in einer urologischen Klinik, kein Reflux.

Anamnese: unauffällige Entwicklung; keine familiäre Belastungen.

Befunde: kinderärztliche Untersuchung: Genitale gerötet; *Ultraschall:* Blasenwand verdickt (4,3–5,5 mm), Resturin 48 ml; *Uroflow:* Glocke.

Psychopathologischer Befund: überangepasst, schüchtern; Intelligenz: IQ = 104 (CFT1); im Family-Relations-Test Geschwisterrivalität zum Bruder; Mutter überdurchschnittlich positive Bedeutung bei enger Beziehung.

Therapie und Verlauf: unter einem „Fähnchenplan" Abnahme der Einnässmenge, aber nicht der Miktionsfrequenz tags; weitere Besserung unter zunächst niedriger (7,5 mg/Tag), dann hoher (15 mg/Tag) Dridase; apparative Konditionierung wegen der nächtlichen Einnässproblematik; Fortsetzung der Medika-

tion wegen nächtlicher Drangsymptome bis zur vollkommenen Trockenheit.

In diesem Fall handelt es sich um eine klassische idiopathische Dranginkontinenz. Retrospektiv war die Meatuskalibrierung mit Sicherheit unnötig gewesen. Die Blasenwand ist wegen der Harnwegsinfekte verdickt; auch nachts (mehrfaches Einnässen) wirkt sich die Detrusorinstabilität aus.

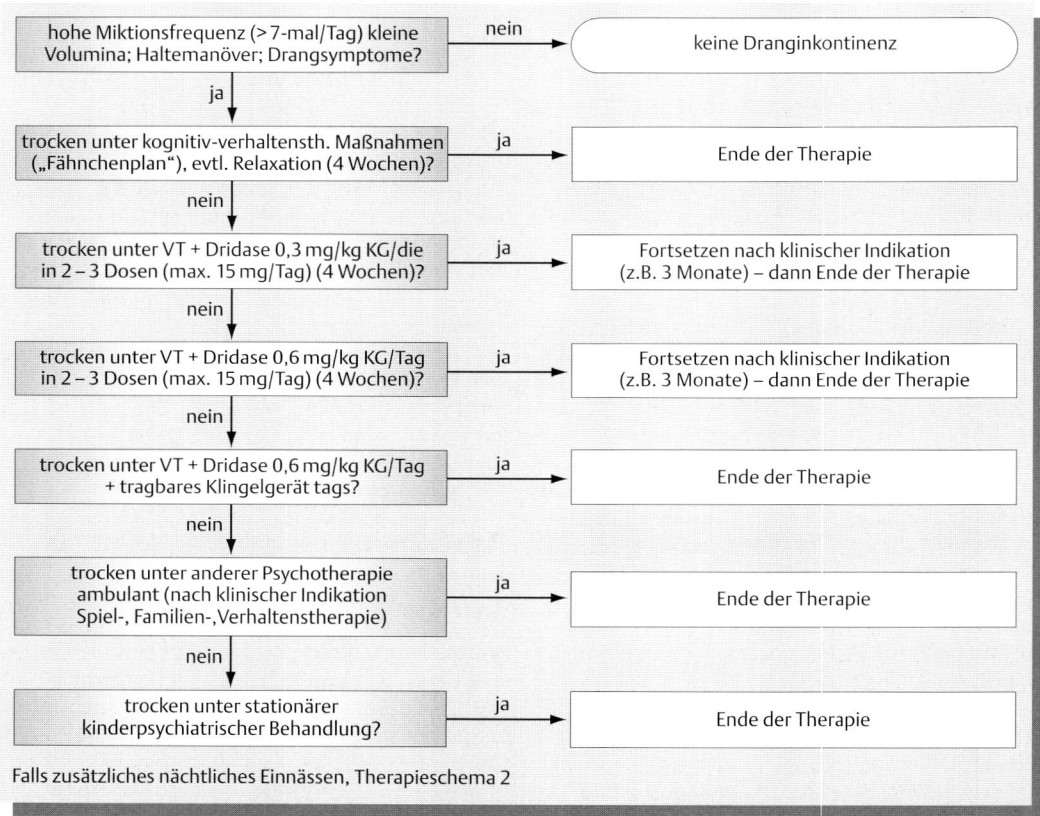

Schema **4**   Therapie der idiopathischen Dranginkontinenz

7 Harninkontinenz bei Miktionsaufschub

Synonyma: Voiding Postponement, habituelle Harnretention

7.1 Definition

Eine Harninkontinenz bei Miktionsaufschub wird durch ein wiederholtes, unwillkürliches Einnässen in zeitlichem Zusammenhang mit Hinauszögern der Miktion trotz Harndrang definiert (Olbing 1993; Anders 1984; Beetz 1993). Sie tritt in typischen Situationen auf (beim Spiel, Fernsehen, Schule, Heimweg von der Schule). Der Harndrang ist anfänglich normal stark und steigert sich bis zu einem imperativer Stärke. Neurogene Blasenstörung, infravesikale Obstruktion und andere somatische Ursachen müssen ausgeschlossen werden.

7.2 Ätiologie

Die Harninkontinenz bei Miktionsaufschub wird übereinstimmend als ein psychogen bedingtes Syndrom angesehen (Olbing 1993; Beetz 1993). Nach klinischem Eindruck wurden intrafamiliäre Beziehungsstörungen, überbesorgte, selbstunsichere Mütter und „Persönlichkeitsstörungen mit allgemeiner Passivität, freudloser Stimmungslage bis zur Indolenz" beschrieben (Olbing 1993). Der Leidensdruck sei häufig gering oder fehlend und die Kooperationsbereitschaft eingeschränkt (Olbing 1993 und van Gool et al. 1992b).

Bei einer ähnlichen Gruppe von Kindern wurde – wiederum nach klinischem Eindruck – eine hohe Rate von Aufmerksamkeitsproblemen beschrieben (van Gool et al. 1992b). Erste systematische Untersuchungen konnten zeigen, dass viele Kinder mit einer Harninkontinenz bei Miktionsaufschub zusätzliche Verhaltensprobleme aufweisen, vor allem Störungen des Sozialverhaltens mit oppositionellem Verhalten (von Gontard et al. 1998c, 2001).

Andererseits kann es sich in seltenen Fällen um ein erlerntes Verhalten ohne psychiatrische Komorbidität handeln. Aus einer Dranginkontinenz kann sich durch häufige, willkürliche Ge-genkontraktionen ein Miktionsaufschub entwickeln (Hjälmas 1992b).

7.3 Epidemiologie

Ohne Zweifel handelt es sich um eine der häufigsten Einnässformen tags. Wegen uneinheitlicher Definitionen liegen keine epidemiologischen Daten zum Vorliegen dieses Syndroms vor. Aus Klinikpopulationen war die Harninkontinenz bei Miktionsaufschub (23/98) genauso häufig wie die idiopathische Dranginkontinenz (22/98) (Olbing 1993). In eigenen Untersuchungen von 167 konsekutiv vorgestellten Kindern war die Harninkontinenz bei Miktionsaufschub mit 16,8% (28) sogar häufiger als die idiopathische Dranginkontinenz 13,2% (22) (von Gontard 1995). Im Gegensatz zu anderen Inkontinenzformen ist das männliche Geschlecht häufiger vertreten: in einer Gruppe von 52 Kindern aus einer kinderpsychiatrischen und einer pädiatrischen Klinik waren 65,4% Jungen (von Gontard et al. 1998c).

7.4 Klinik

Typisches Merkmal ist das Aufschieben der Miktion in bestimmten Situationen, die von Olbing (1993) beobachtet und zusammengefasst wurden: Heimweg nach der Schule; spannendes Spiel, vor allem mit Freunden; befürchtete Unannehmlichkeiten in der Schule; Ekel vor Toilettenraum; Angst vor Störung auf der Toilette; Scheu, während einer Unterrichtsstunde vor der Klasse um Erlaubnis für den Toilettengang zu bitten; weit entfernte Lage der Toilette; Angst, etwas Spannendes beim Spiel, Fernsehen oder Lesen zu verpassen. „Der Harndrang tritt nicht gehäuft und anfangs in normaler Intensität auf. Die Patienten gehen aber auf den Harndrang hin nicht rechtzeitig zur Toilette, sondern versuchen, die Miktion so lange wie möglich aufzuschieben" (Olbing 1993). Mit zunehmender Dauer eines Miktionsaufschubs wird der Harndrang immer stärker, sodass Haltemanöver eingesetzt werden, die schließlich den Harnabgang nicht mehr zurückhalten können. Typisch ist die Zunahme der Intensität der Haltemanöver von Harndrangepisode zu Harndrangepisode.

Die Haltemanöver sind ähnlich wie bei einer Dranginkontinenz, d.h., bezüglich Haltemanöver können die beiden Formen nicht unterschieden werden. Der Pathomechanismus ist jedoch ein völlig unterschiedlicher: Bei der Dranginkontinenz dienen sie dazu, die Kontraktionen des Blasenhohlmuskels (des Detrusors) zu hemmen, beim Miktionsaufschub das drohende Einnässen bei übervoller Blase zurückzuhalten. Dass die Kinder dabei subjektiv auch einen „Drang" verspüren, ist nachvollziehbar, aber für Eltern oft nicht zu unterscheiden.

Das wichtigste Leitsymptom ist deshalb die niedrige Miktionsfrequenz, die bei der Dranginkontinenz bis zu 20-mal am Tag betragen kann, aber bei der Harninkontinenz bei Miktionsaufschub immer unter 4- bis 5-mal pro Tag liegt. Die seltene Blasenentleerung wird von vielen Kindern nicht bewusst wahrgenommen und erst in einem 24-Stunden-Miktionsprotokoll diagnostiziert. In extremen Fällen gehen Kinder nur 1- bis 3-mal pro Tag auf die Toilette.

Häufig sind Obstipation und Enkopresis. 23,1% (12/52) der Kinder in der oben erwähnten Studie koteten zusätzlich ein (von Gontard et al. 1998c). Auch rezidivierende Harnwegsinfekte können vorkommen – allerdings seltener als bei Kindern mit einer idiopathischen Dranginkontinenz. So hatten nur 19,2% (10/52) einen HWI in der Vorgeschichte gehabt. Allerdings lagen deutliche Selektionseffekte vor: während 50% (9/18) der Kinder der pädiatrischen Klinik einen Harnwegsinfekt erlitten hatten, waren es nur 2,9% (1/34) der kinderpsychiatrischen Patienten (von Gontard et al. 2000). Die Pathophysiologie dieser Koinzidenz wurde in Kap. 5 besprochen: da der Beckenboden eine gemeinsame physiologische Einheit darstellt, wird eine Harnretention mit Kontraktion des Beckenbodens auch eine Stuhlretention bewirken. Durch Kompression des Blasenhalses wird die Resturinbildung weiter gefördert. Diese stellt einen prädisponierenden Faktor für Harnwegsinfekte dar. Schmerzen beim Wasserlassen wiederum fördert das Hinausschieben des Urins, sodass sich ein Circulus vitiosus entwickelt.

7.5   Diagnostik

Bei der Palpation des Abdomens sind häufig Skybala tastbar. Zeichen der Stuhlretention sind bei

vielen Kindern auch sonographisch nachweisbar mit aufgeweitetem Rektum und retrovesikalen Impressionen. In der Sonographie finden sich ferner Hinweise auf Restharn, der in eigenen Untersuchungen im Mittelwert 10,5 ml betrug. Im Vergleich dazu betrug der Resturin bei Kindern mit einer primären Enuresis nocturna nur 2,9 ml (von Gontard 1995). Auch die Blasenwand kann als Zeichen unphysiologischer Hypertrophie des Detrusors verdickt sein: im Mittel 3,2 mm (primäre Enuresis nocturna 2,9 mm) (von Gontard 1995). Diese Zeichen sind reversibel und bilden sich mit erfolgreicher Therapie üblicherweise zurück (Abb. **23**).

In der Uroflowmetrie haben Kinder mit einer Harninkontinenz bei Miktionsaufschub ein größeres Miktionsvolumen als Kinder mit einer

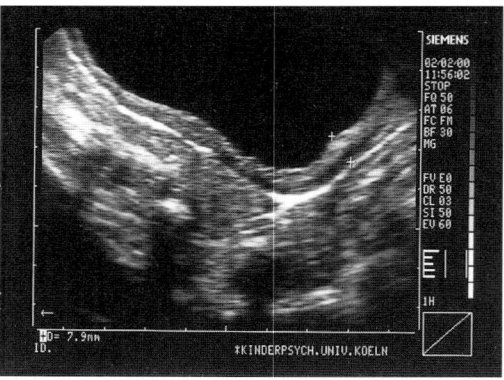

a

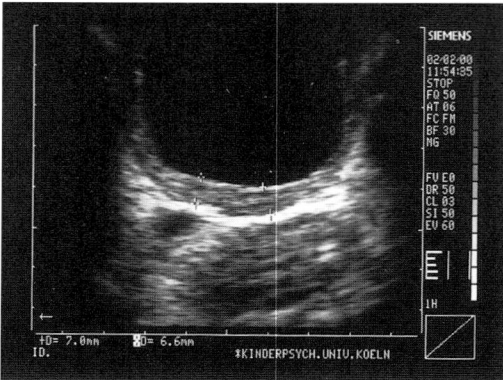

b

Abb. **23a**, **b** Ultraschall: Massiv erweiterte Blasenwand bei einem 8-jährigen Jungen mit Harninkontinenz bei Miktionsaufschub ohne Harnwegsinfekte: Die Verdickung der Blasenwand ist funktionell bedingt und bildete sich mit Behandlung zurück (**a** Sagittal-, **b** Querschnitt).

Dranginkontinenz: Das mittlere Volumen betrug 143,0 ml (SD 65,1), die maximale Flussgeschwindigkeit 23,0 ml/s (SD 29,7). Die Form der Kurven war in einem Drittel der Fälle auffällig: 67,3% hatten eine Glocke, 12,2% ein Plateau und 20,4% eine staccatoförmige Kurve (von Gontard et al. 2001). Dies spricht dafür, dass es sich tatsächlich um eine „Harninkontinenz" mit peripherer Blasendysfunktion handelt und nicht um eine „Enuresis", die durch eine normale Funktion der Blase definiert wird.

7.6 Psychiatrische Aspekte

Ätiologisch handelt es sich bei der Harninkontinenz bei Miktionsaufschub um ein psychogen bedingtes Syndrom (siehe 7.2). Nach eigenen Beobachtungen gibt es zwei Gruppen von Kindern: eine, bei der es sich tatsächlich um ein isoliertes, erlerntes Verhalten ohne psychiatrische Störung handelt. So hatten in der oben erwähnten Studie 46% der Kinder keine weitere kinderpsychiatrische Diagnose nach ICD-10 (von Gontard et al. 1998c). Aus einer Dranginkontinenz oder nach rezidivierenden Harnwegsinfekten kann sich die nicht bewusste Angewohnheit entwickeln, selten auf die Toilette zu gehen. Die seltenen Miktionen und die ständig gefüllte Blase werden nicht wahrgenommen und fallen häufig erst bei der Diagnostik auf. In weiterer Folge kann sich entweder eine Detrusor-Sphinkter-Dyskoordination entwickeln, bei der der Blasenschließmuskel selbst bei der Blasenentleerung nicht mehr entspannt wird (Kap. 8). Ein weiteres, extremes Endstadium ist das „Lazy-Bladder Syndrome" mit extrem erweitertem, dekompensiertem Detrusor, extrem großen Restharnmengen und einer fraktionierten Miktion aufgrund einer Detrusor-Hypokontraktiliät.

Bei den meisten Kindern finden sich weitere Verhaltenssymptome, die am ehesten einer oppositionellen Störung mit Verweigerungshaltung entsprechen. So verweigern manche Kinder Regeln und Anordnungen der Eltern, wie Zimmer aufräumen, Zähne putzen und persönliche Hygiene, sie trödeln beim Anziehen vor der Schule und dem Kindergarten, ihr Verhalten ist häufig oppositionell und aufsässig, einzelne Fälle von Essensverweigerung oder wählerischem Essensverhalten, psychogenem Erbrechen und elektivem Mutismus wurden beobachtet. Manche Kinder trinken wenig, was ebenfalls im 24-Stunden-Mik-

tionsprotokoll erkannt werden kann. Neben der Stuhlretention gaben Eltern ein weiteres typisches Symptom an, nämlich dass Kinder sich weigerten, auch die Nase zu putzen, d.h. auch diese Körperflüssigkeit zurückhalten. Intrafamiliäre Interaktionsstörungen sind häufig und wurden schon von Olbing (1993) beschrieben.

Neben diesen Verhaltenssymptomen ist die psychiatrische Komorbidität, d.h. das Vorliegen klinisch relevanter Störungen, hoch. In der einzigen systematischen Untersuchung wurden 52 Kinder mit einer Harninkontinenz bei Miktionsaufschub aus einer Kinderklinik und einer Kinderpsychiatrischen Klinik untersucht (von Gontard et al. 1998c). 53,8% (28) hatten mindestens eine ICD-10-Diagnose, davon 13,5% (7) eine emotionale Störung, 11,5% (6) ein Hyperkinetisches Syndrom und 19,2% (10) eine Störung des Sozialverhaltens, überwiegend mit oppositionellem Verhalten.

Nach dem CBCL-Elternfragebogen (n = 51) hatten 37,3% (19) einen Gesamtwert im klinischen Bereich (T-Wert > 63; 90. Perzentile), 23,5% (12) nach der internalisierenden Skala und 31,4% (16) nach der externalisierenden Skala – im Vergleich zu den 10% der Allgemeinbevölkerung. Auch zwischen den Zentren gab es deutliche selektionsbedingte Unterschiede: 36,4% (12/33) der kinderpsychiatrischen Patienten hatten einen CBCL-Wert im klinischen Bereich und 61,8% (21/34) mindestens eine ICD-10-Diagnose; in der Kinderklinik waren die Raten sehr viel niedriger: 38,9% (7/18) waren nach dem CBCL klinisch auffällig, 38,9% (7/18) hatten eine ICD-10-Diagnose.

Empirisch findet sich kein Hinweis, dafür, dass die Harnretention mit einem Lustgefühl verbunden ist – die meisten Kinder haben einen deutlichen Leidensdruck (von Gontard et al. 1998c). In einem Interview konnten nur 6,0% (3) der Kinder Vorteile im Einnässen sehen durch ein angenehmes Gefühl und vermehrter mütterlicher Zuwendung. 64,0% (32) gaben negative Konsequenzen an. Aus der Sicht der Kinder reagierten zwar 36,6% (15) der Mütter positiv. Bei immerhin 26,8% (11) meinten die Kinder, dass ihre Mütter ablehnend, negativ auf das Einnässen reagierten – doppelt so häufig wie bei Kindern mit einer Dranginkontinenz.

Familiendynamische und tiefenpsychologische Untersuchungen fehlen bei Kindern. Aus Psychoanalysen und tiefenpsychologisch orientierten Psychotherapien von Erwachsenen sind vor allem die Arbeiten von Allen (1972), Bird (1980) und Bass (1994) erwähnenswert, die bei

Frauen mit psychogener Harnretention eine Psychodynamik mit Aggressionshemmung, Verleugnung, Ängsten und einer Vermischung von urethralen und genitalen Phantasien beschrieben.

Zusammengefasst handelt es sich beim Miktionsaufschub um ein Teilsymptom in einem weitergehenden, umfassenderen Verweigerungssyndrom. Die Ätiologie ist mit Sicherheit mutifaktoriell. Bei vielen Kindern ist die Interpretation der Harninkontinenz bei Miktionsaufschub als unspezifischer, fehlgesteuerter Lernvorgang nicht ausreichend. Es liegen z.T. intrapsychische, unbewusste Konflikte vor, z.T. stehen intrafamiliäre Konflikte im Vordergrund. So fanden sich bei Familien mit Kindern mit einer Harninkontinenz mit Miktionsaufschub überwiegend Familien, die sich nach dem FACES-III-Fragebogen als rigide bezüglich ihrer Adaptabilität, d.h. als wenig flexibel, und losgelöst bezüglich der Kohäsion beschrieben, d.h. ohne starken familiären Zusammenhalt – beides Merkmale, die auch in anderen dysfunktionalen Familien häufig sind (von Gontard et al. 2001).

7.7 Therapie und Verlauf

Auch bei der Harninkontinenz mit Miktionsaufschub ist zunächst ein symptomorientiertes Vorgehen angezeigt mit Entlastung und Beratung der Eltern (Flussschema **5**). Die Zusammenhänge zwischen Einnässen und Aufschub müssen Eltern und Kindern in einer für sie verständlichen Form erläutert und die Anatomie der Blase und des Beckenbereichs erklärt werden. Auch ist es wichtig, den Miktionsvorgang an sich zu besprechen. Praktisch werden Kinder aufgefordert, sich genügend Zeit zum Wasserlassen zu nehmen und dabei entspannt ohne Pressen die volle Blasenentleerung abzuwarten. So können sie instruiert werden, sich etwas zum Lesen auf die Toilette zu nehmen, sich zu entspannen und „es einfach laufen zu lassen".

Falls eine Enkopresis vorliegt, sollte diese natürlich behandelt werden. Häufig zeigen Kinder eine Stuhlretention und/oder Obstipation, ohne dabei einzukoten. Dabei sind z.T. Skybala tastbar, und der Durchmesser des Rektums ist vergrößert. In diesen Fällen sind Einläufe, Lactulose und regelmäßige Schickzeiten notwendig.

Das wichtigste Behandlungsziel ist die Normalisierung des Miktionsverhaltens, d.h. häufigere Blasenentleerungen mit kurzen Intervallen. Vor allem ältere, motivierte Kinder werden aufgefordert, die Zeiten des Toilettenganges in einem Kalender aufzuschreiben. Wenn sie es dabei schaffen, regelmäßig 6- bis 7-mal pro Tag auf die Toilette zu gehen und die Abstände nicht mehr als 3 Stunden betragen, können solche einfachen Pläne z.T. mit erstaunlichem Erfolg für die Symptomatik fortgesetzt werden. Häufig sind allerdings sog. „Schickpläne" mit regelmäßigen Schickzeiten notwendig: hierbei werden Kinder zu festen Zeiten von ihren Eltern auf die Toilette geschickt und dies wird ebenfalls in einem Kalender registriert. Dabei ist unbedingt zu vermeiden, dass die Konflikte zwischen Eltern und Kind eskalieren und über das Schicken ausgetragen werden.

Um deshalb die Motivation des Kindes zu steigern, können positive Verstärker (sog. Tokensystem) eingesetzt werden. Es sollten dabei nur kleine materielle Verstärker (Aufkleber, Karten usw.) oder nicht-materielle Verstärker (gemeinsame Spielzeiten usw.) verwendet werden. Es sollte dabei nicht das Trockensein verstärkt werden, sondern die Motivation und die Mitarbeit des Kindes, häufiger auf die Toilette zu gehen.

Gelegentlich haben sich Digitaluhren mit einstellbaren Weckzeiten bewährt, sodass das Kind nach 3–4 Stunden an den Toilettengang erinnert wird (Halliday et al 1987; Meadow 1990). Dadurch übernehmen die Kinder mehr Verantwortung, und mögliche Beziehungsprobleme werden entlastet.

■ **Fallbeispiel 8**

Primäre Enuresis nocturna; Harninkontinenz bei Miktionsaufschub; Pavor nocturnus (F 51.4); Schlafwandeln (F 51.3)

F. B.; 7;3 Jahre

Vorstellungsanlass: Felix ist bisher noch nie länger als 2 Monate trocken gewesen, nässt nachts 1-mal pro Woche ein, schläft tief und ist schwer erweckbar. Tags nässt er jeden Tag kleine Mengen ein, schiebt die Miktion vor allem beim Spielen mit Haltemanövern hinaus. Bei der Miktion presst er. 3- bis 4-mal pro Woche wacht er mit Angstträumen auf und weint; gelegentlich schlafwandelt er.

Anamnese: Unruhe und Schlafstörungen im Säuglingsalter, verzögerte Sprachentwicklung, logopädische Behandlung wegen Stottern, Mototherapie wegen „Wahrnehmungsstörungen", regelrechte Einschulung. In der Familie nässte eine Tante ein.

Befunde: kinderärztliche Untersuchung unauffällig; *EEG:* leichte Allgemeinveränderung durch verlangsamte Grundaktivität; *Sonographie:* verdickte Blasenwand (4,2 mm); *Uroflowmetrie:* fraktioniert mit EMG-Kontraktionen, bei Kontrolle normale Glockenform; *Miktionsprotokoll:* 5 Miktionen pro Tag.

Psychopathologischer Befund: freundlich, keine Auffälligkeiten; Intelligenz im oberen Normbereich: IQ = 114 (CFT1); keine Auffälligkeiten im Familie-in-Tieren- oder Family-Relations-Test.

Therapie und Verlauf: Bei seltenen Miktionen und typischer Anamnese wurde eine Harninkontinenz bei Miktionsaufschub diagnostiziert. Das Uroflow mit leichten Dyskoordinationszeichen besserte sich spontan bei Kontrolle. Unter einer Kalenderführung mit häufigen Schickzeiten nässte Felix nach nur 6 Wochen weder tags noch nachts ein. Die Entwicklungsprobleme hatten sich gut zurückgebildet. Die Eltern wurden bezüglich des Pavor nocturnus und des Schlafwandelns, die eine zentrale Reifungsstörung darstellen, beraten.

Häufig sind weitergehende Maßnahmen jedoch notwendig. Dazu ist eine genaue Diagnostik der psychiatrischen Problematik notwendig. Die Therapieindikation richtet sich dabei nach der psychiatrischen Problematik und nicht nach dem Einnässen. Es ist oft sinnvoll, das symptomorientierte Vorgehen parallel zu den weitergehenden Therapien fortzusetzen. Bei ausgeprägten familiären Konflikten kann es entlastend sein, alle symptomorientierten Maßnahmen zu unterbrechen, bis die Grundproblematik behandelt worden ist.

Bei oppositionellem Verhalten und Störung des Sozialverhaltens sind Elternberatung und Verhaltenstherapie am effektivsten. Dabei können je nach Problematik verschiedene verhaltenstherapeutische Elemente wie positive Verstärkerpläne, Auszeiten usw. eingesetzt werden.

Bei ausgeprägten familiären Konflikten, bei denen nicht die individuelle Problematik des Kindes, sondern eine Störung der Interaktion im Vordergrund steht, sind Familientherapien indiziert.

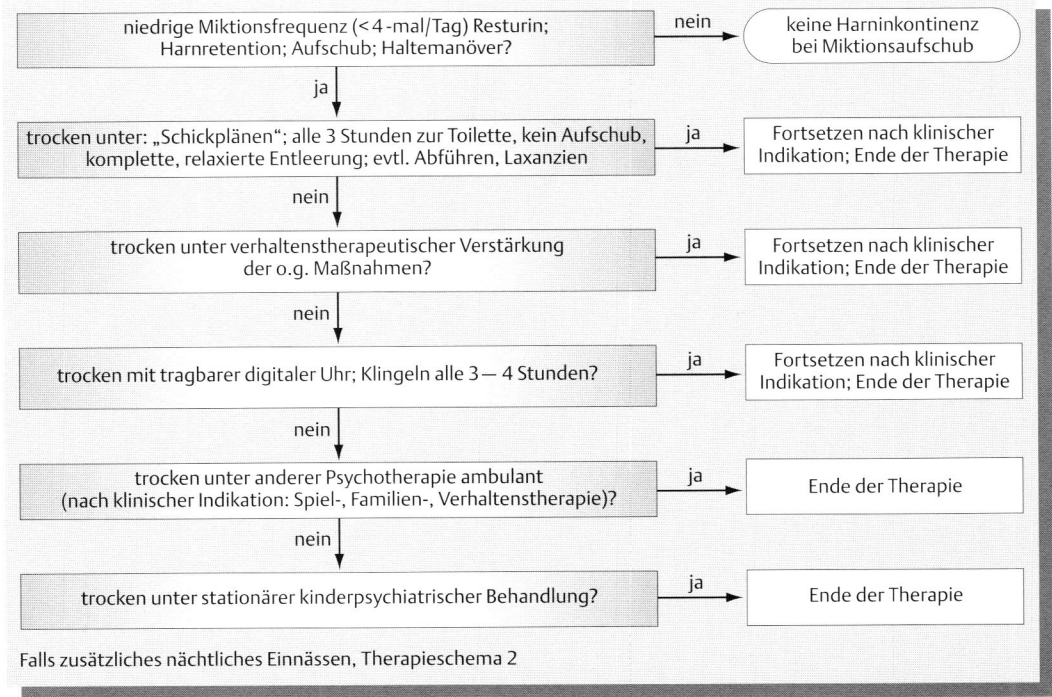

Schema **5**   Therapie der Harninkontinenz bei Miktionsaufschub

Bei einer emotionalen Störung des Kindes sind Spieltherapien am wirksamsten. Spieltherapien sind Psychotherapien mit dem Medium des Spiels, das geeignetste Medium für Kinder bis zum Alter von 10 bis maximal 12 Jahren. Je nach theoretischer Ausrichtung unterscheidet man Therapien, die über das Spiel und der Reflexion bewusste Inhalte bearbeiten, wie die personenzentrierte Spieltherapie nach Rogers und Axline; von Therapien, die die unbewussten Inhalte bearbeiten (z.B. nach Anna Freud, D.W. Winnicott, Melanie Klein, Dora Kalff). Neben Einzelstunden des Kindes finden regelmäßige Elterngespräche statt. Bei Jugendlichen wird eine Therapie mit dem Medium Sprache durchgeführt (s. Kap. 10).

Eine Pharmakotherapie der Harninkontinenz bei Miktionsaufschub gibt es nicht. Wenn jedoch ein hyperkinetisches Syndrom vorliegt, kann eine Verschreibung von Stimulanzien oder Antidepressiva sinnvoll sein.

Alle diese Therapien sollten möglichst ambulant durchgeführt werden, um das Kind nicht aus seinem familiären und sozialen Rahmen zu entfernen. Bei Therapieresistenz, ausgeprägten familiären Problemen und Schwere der eigenen kindlichen Problematik kann eine teilstationäre, tagesklinische oder eine vollstationäre Behandlung notwendig werden und für Kind und Familie eine Entlastung bedeuten.

8   Detrusor-Sphinkter-Dyskoordination

Synonyma: Dysfunctional Voiding; in schweren Fällen: Hinman-Syndrom

8.1   Definition

Das Syndrom wird urodynamisch definiert durch eine fehlende Relaxation und unkoordinierte Kontraktion des Sphincter externus während der Miktion. Es kommt zu einem unterbrochenen Harnfluss mit pathologischen staccatoartigen oder fraktionierten Uroflowkurven mit ausgeprägten EMG-Kontraktionen (Olbing 1993). Eine neurogene Blasenstörung liegt nicht vor (Hinman 1986). Leichtere Formen werden als Detrusor-Sphinkter-Dyskoordination oder „dysfunctional voiding" bezeichnet, schwerere nach dem Erstbeschreiber als „Hinman-Syndrom".

8.2   Ätiologie

Das Syndrom wurde erstmals von Hinman u. Baumann beschrieben (Hinman u. Baumann 1973, 1976; Baumann u. Hinman 1974; Hinman 1986). Hinman sah das Syndrom als eine verhaltensbedingte, sekundär erlernte, reversible Störung an, die durch Suggestion und Verhaltenstherapie behandelt werden kann. So beschrieb er es als „eine schlechte Angewohnheit, die sich in bestimmten Persönlichkeitsformen in ungünstigen familiären Bedingungen entwickelt" (Hinman 1986). Es trete häufiger bei Jungen auf. Nach klinischen Beobachtungen seien typisch: ein ängstliches, depressives, ruhiges, scheues Verhalten der Kinder bei häufig dominanten und starrsinnigen Vätern. Andere Kinder zeigten eine Verweigerungstendenz und Misserfolgsorientierung.

Allen (1977) beschrieb klinisch Unruhe und Hyperaktivität als Begleitsymptomatik der Detrusor-Sphinkter-Dyskoordination. Er meinte, dass psychische Faktoren in der Hälfte der Fälle nachweisbar seien und vermutlich häufiger, wenn intensiver gesucht worden wäre. Dagegen meinen van Gool et al. (1984), keine Assoziation mit emotionalen Störungen und psychosozialen Problemen gefunden zu haben.

Ätiologisch sind nach Hinman (1986) zwei Komponenten entscheidend:
a) Eine Störung des zentralen Nervensystems: eine „verzögerte oder gestörte Entwicklung von ZNS-Mechanismen, welche die Funktion des unteren Harntrakts kontrollieren", vor allem um die Detrusoraktivität zu unterdrücken (Hellström et al. 1987; Hinman 1986).
b) Eine Dysfunktion des Blasenschließmuskels: eine unphysiologische Überkompensation und Kontraktion des externen Sphinkters gerade dann, wenn er sich entspannen sollte, nämlich während der Miktion (Hinman 1986).

Es kann sich um ein erworbenes Verhalten z.B. nach Harnwegsinfekten oder emotional traumatischem Sauberkeitstraining (Libo et al. 1983) handeln oder es kann eine langfristige Folge einer Dranginkontinenz (Hjälmas 1992a u. b) oder einer habituellen Harnretention darstellen (Anders 1984; Anders et al. 1993/1994). Eine genetische Komponente kann in einzelnen Familien nicht ausgeschlossen werden, spielt aber eine geringere Rolle als bei der Enuresis nocturna oder bei der idiopathischen Dranginkontinenz (Hjälmas 1995).

8.3   Epidemiologie

Epidemiologische Daten liegen nicht vor. Es handelt sich um eine seltene, häufig übersehene Störung. In einer Kinderklinik hatten nur 3% (3/98) der Patienten eine Dyskoordination (Olbing 1993). In eigenen Untersuchungen an 167 Kindern hatten 7 (4,2%) eine Dyskoordination, kombiniert mit einem Einnässen tags, weitere 3 (1,8%) Kinder nässten nur nachts ein (von Gontard 1995).

8.4   Klinik

Häufiger Vorstellungsanlass ist ein Einnässen tags und/oder nachts – nicht die Miktionsauffälligkeiten an sich. Die Symptome werden häufig nicht spontan angegeben, sondern müssen von Eltern und Kind aktiv befragt werden.

Typisch ist ein wiederholtes Pressen zu Beginn der Miktion gegen den Widerstand des kontrahierten Schließmuskels. Der Harnfluss selbst ist intermittierend und stotternd, zum Teil unterbrochen, der Harnstrahl wenig kräftig, da es auch während der Miktion nicht zu einer Entspannung kommt. Die Blase wird dadurch nicht vollständig entleert, sodass sich Resturin bildet, der zu Harnwegsinfekten prädisponiert. Durch die Kontraktion des Beckenbodens kommt es zu Stuhlretention, Obstipation und Enkopresis.

Da der Blaseninnendruck erhöht ist, ist die Gefahr für einen vesikoureteralen Reflux und Schädigung des oberen Nierensystems durch obstruktive Nephropathien (Hinman 1986) und terminale Niereninsuffizienz erhöht (Varlam u. Dippel 1995). Wenn eine kausale Behandlung der Blasenfunktionsstörung nicht durchgeführt wird, kann es nach chirurgischen Eingriffen zu Komplikationen kommen. Allen (1977) beschreibt unter anderem den tragischen Fall eines Mädchens, das an den langfristigen Folgen chirurgischer Interventionen verstarb. Diese schweren Verlaufsformen, die durch eine frühzeitige, kausale Behandlung der Dyskoordination vermieden werden können, werden als „Hinman-Syndrom" bezeichnet.

8.5   Diagnostik

Bei jedem klinischen Verdacht auf eine Dyskoordination ist eine urodynamische Abklärung unbedingt erforderlich, zumindest mit Beckenboden-EMG und Uroflowmetrie. Typischerweise finden sich fraktionierte oder staccatoförmige Kurven mit reduzierter maximaler Flussgeschwindigkeit und verlängerter Miktionszeit. Das EMG ist intermittierend, z.T. kontinuierlich angespannt (s. Abb. **12**).

Falls die Diagnose nicht eindeutig ist, sollten weitergehende Zystomanometrien mit Kathetern zur intravesikalen Druckmessung durchgeführt werden. Eine Sonographie der Nieren und ableitenden Harnwege ist ebenso obligat. Typische Zeichen sind eine massiv verdickte Blasenwand, extreme Resturinbildung und Ausweitung des Rektums durch Stuhlmassen. Die Nierensonographie kann eine Mittelechospreizung aufzeigen.

Ein Urinstatus und Bakteriologie ist wegen der hohen Rate von Harnwegsinfekten in jedem Fall indiziert. Bei vorausgegangenen Harnwegsinfekten sollte schon im Rahmen der Basisdiagnostik eine Miktionszystourethrographie (MCU) durchgeführt werden (Olbing 1993).

8.6   Psychiatrische Aspekte

Seit den ersten Beschreibungen von Baumann u. Hinman (1974) wurde die Bedeutung von psychischen Faktoren sowohl in der Genese wie auch als sekundäre Folge der Störung erkannt und vor allem kasuistisch beschrieben. So führte Baumann eine hypnotherapeutische Behandlung mit positiven Suggestionen durch. Anders et al. (1993/94) beschrieben den Fall eines 12-jährigen Mädchens, die im Rahmen der durchgeführten Psychotherapie „die gefüllte Blase als schwangeren Uterus betrachtete", und lernte, ihren Inhalt mit einer Kombination von autogenem Training und Entspannungsübungen zu einer „schmerzfreien Geburt" zu verhelfen. Libo et al. (1983) beschrieben die Behandlung eines 8-jährigen Kindes mit Biofeedback- und Relaxationsmethoden, die zu einer deutlichen Besserung ihres emotionalen Erlebens, ihres Selbstwertgefühls und ihrer Stimmung führte. Schließlich wiesen Varlam u. Dippel (1995) auf extrem belastende psychosoziale Risikofaktoren bei 5 (von 9) ausländischen Mädchen mit einer Detrusor-Sphinkter-Dyskoordination hin.

Systematische Untersuchungen sind bisher noch nicht durchgeführt worden und werden bei diesem selteneren Syndrom durch institutionelle Selektionskriterien verzerrt werden. Eigene Untersuchungen, die wegen der kleinen Fallzahlen vorsichtig zu interpretieren sind, ergeben kasuistisch folgendes Bild: die Detrusor-Sphinkter-Dyskoordination scheint eine heterogene Störung zu sein mit folgenden Formen:

1. Sie kann ein vorübergehendes Symptom, eine noch nicht fixierte Angewohnheit darstellen, die durch genaue Anamnese, Miktionsprotokoll und Uroflowmetrie erkannt werden kann. Mit Biofeedbackverfahren ist sie schnell und effektiv zu behandeln, z.T. schon nach 2–3 Sitzungen. Dieses Muster wurde bei Kindern beobachtet, die vor allem nachts einnässen, d.h. bei der sog. „nichtmonosymptomatischen Enuresis nocturna". Die Erkennung und Behandlung sind wichtig, da z.B. eine apparative Konditionierung die Tendenz zur Dyskoordination verstärken kann. Auch hier gilt das Prinzip: zunächst die Miktionsauffälligkeiten tags (auch ohne Einnässen) behandeln, bevor die nächtliche Problematik therapiert wird.

2. Sie kann bei psychiatrisch völlig unauffälligen Kindern als erlerntes Verhalten als Folge einer Dranginkontinenz, nach Harnwegsinfekten und nach diagnostischen und therapeutischen

Eingriffen am unteren Harntrakt auftreten. In diesen Fällen ist eine Biofeedbackbehandlung allein ausreichend und Mittel der Wahl, wie in der folgenden Kasuistik verdeutlicht wird.

Fallbeispiel 9

Detrusor-Sphinkter-Dyskoordination; Chronische Obstipation; Zustand nach operativer Korrektur einer komplexen Nieren-Ureteren-Fehlanlage; keine psychiatrische Störung

M. H., 8;8 Jahre

Vorstellungsanlaß: Max ist seit dem Alter von $2^1/2$ Jahren nachts trocken, nässt aber schon immer jeden Tag kleine Mengen ein. Er geht selten auf die Toilette, er muss dabei pressen, der Harnfluss ist unterbrochen und zwischen den Miktionen ist die Hose feucht. Er protestiert, wenn er zur Toilette geschickt wird, Haltemanöver werden nicht eingesetzt. Der Stuhl ist hart, z.T. hat er nur jeden 2. bis 3. Tag Stuhlgang.
Anamnese: Risikoschwangerschaft, Verdacht auf Diabetes mellitus, pränatale Diagnose der Nierenfehlbildung, postpartal 7 Wochen stationär und 2 Operationen: u.a. Neuimplantation der Ureteren rechts, antibiotische Reinfektionsprophylaxe. Seit dem Alter von 2 Jahren keine Harnwegsinfekte, kein Reflux. Krankengymnastik im Säuglingsalter, Skoliose, Strabismus, Myopie, verzögerter Sprachbeginn, logopädische Behandlung wegen Sigmatismus, Einschulung mit 6 Jahren, vielseitige Freizeitinteressen. Keine familiären Belastungen.
Befunde: Skoliose, Operationsnarben rechts, Skybala, leichte feinneurologische Zeichen; *EEG:* abnorm mit beschleunigter Grundaktivität; *Ultraschall:* Doppelnierenanlage links, hypoplastische Niere rechts; Blasenwand mit 5,0mm verdickt, erweitertes Sigmoid und Rektum, retrovesikale Impressionen, Resturin 70 ml; *Uroflowmetrie:* fraktioniert mit EMG-Kontraktionen; *Urinbakteriologie:* negativ; *24-Stunden-Miktionsprotokoll:* 5 Miktionen mit großen Volumina bis 250 ml, lange Miktionsabstände.
Psychopathologischer Befund: scheu, zurückgezogen, mangelndes Selbstvertrauen, sonst unauffällig; *Intelligenz:* normal (CFT1); *Familie-in-Tieren-Test:* Wunsch nach Harmonie, alle Tiere werden gleich groß gezeichnet; *Family-Relations-Test:* Geschwisterrivalität zur Schwester, enge und ausschließlich positive Beziehung zur Mutter.
Therapie und Verlauf: Bei Max lag trotz Entwicklungsverzögerungen im motorischen und sprachlichen Bereich, die gut behandelt und kompensiert waren, keine psychiatrische Diagnose vor. Die Dyskoordination stellt ein erlerntes Verhalten bei komplexen Fehlbildung des Harntraktes nach 2 Operationen und wiederholten Kontrolluntersuchungen dar. Therapeutisch wurden wiederholte Einläufe und Lactulose verschrieben. In einem ambulanten Biofeedbacktraining war es ihm möglich, rasch glockenförmige Kurven, eine Reduktion des Resturins auf 8 ml und der Blasenwand auf 2,5 mm zu erreichen. Nach einem Rückfall mit erneut fraktionierten Kurven wurde ein tagesklinisches Training über 5 Tage durchgeführt mit stabiler koordinierter Blasenfunktion.

3. Obwohl sie keine neurologische Störung darstellt, kann die Detrusor-Sphinkter-Dyskoordination bei neurologischen Störungen ohne direkten kausalen Zusammenhang auftreten. Kasuistisch wurde der Fall eines Jungen mit einer diskreten, nicht beeinträchtigenden spastischen Diplegie beobachtet, bei dem wegen eines erhöhten Sphinktertonus kein Katheter für eine Miktionszystourographie gelegt werden konnte. Trotzdem war es mit Biofeedbackmethoden möglich, die Restharnbildung und die Dyskoordination vollständig zu behandeln (s. folgende Kasuistik). Auch bei schwereren neurologischen Erkrankungen wie der spinalen Muskelatrophie und der Duchenne-Muskeldystrophie bestanden bei vielen Kindern diverse Einnässprobleme, u.a. Dyskoordinationen, die nicht einer neurogenen, sondern einer sekundär erlernten Störung entsprechen (van Gool, 1997).

Fallbeispiel 10

Detrusor-Sphinkter-Dyskoordination; Harninkontinenz bei Miktionsaufschub; Enkopresis mit Obstipation (F 98.1); Störung des Sozialverhaltens, auf den familiären Rahmen beschränkt (F 91.0); Artikulationsstörung (F 80.0); zentrale Koordinationsstörung im Sinne einer leichten spastischen Diplegie (F 82)

T. S., 9;9 Jahre

Vorstellungsanlass: Tobias nässt mehrfach pro Woche unterschiedlich große Mengen tags ein, ist seit dem Alter von 8 Jahren nachts trocken. Er schiebt die Miktion auf, reagiert ärgerlich, wenn er aufgefordert wird, auf die Toilette zu gehen; an Haltemanövern setzt er einen Fersensitz ein und wirkt dabei verkrampft. Er muss zu Beginn der Miktion pressen, die Blase wird nicht vollständig entleert. Einkoten 1-mal pro Woche, harter Stuhlgang alle 3–4 Tage.

Anamnese: Sichelfüße, Krankengymnastik im 1. Lebensjahr, verzögerte motorisch Entwicklung, Laufen mit Zehengang, Diagnose einer leichten spastischen Diplegie, Ergotherapie, verzögerte sprachliche Entwicklung, Artikulationsschwierigkeiten, Jaktationen, Einschulung mit 6 Jahren, keine schulischen Schwierigkeiten, sportliche Interessen, Auseinandersetzungen im häuslichen Bereich. *Familie:* ähnlich neurologische Auffälligkeiten bei der Schwester, sonst keine Belastungen.

Befunde: Skybala, erhöhter Tonus der unteren Extremitäten und Wadenhypertrophie, Spitz- und Sichelfüße bds., Dysdiadochokinese rechts, PSR und BSR rechts gesteigert, Romberg-Zeichen pathologisch, Seiltänzergang in Spitzfußhaltung mit Ausgleichbewegungen; *EEG:* pathologisch, Verlangsamungsherd rechts; *Ultraschall:* Blasenwand mit 5,2 bis 6,9 mm verdickt, Resturin bis 200 ml, Rektum, Sigmoid erweitert; *Uroflow:* fraktioniert, wiederholt EMG-Kontraktionen; *Miktionsprotokoll:* nur 2 Miktionen pro Tag: morgens und abends.

Psychopathologischer Befund: unsicher, misstrauisch, unkooperativ, Antrieb gesteigert, impulsiv, Artikulationsstörungen; Intelligenz: unterer Durchschnittsbereich IQ = 87 (K-ABC), Fertigkeitenskala IQ = 104 als Hinweis auf gute Förderung; Family-Relations-Test: Geschwisterrivalität zur Schwester, positive Wahrnehmung des Vaters, negative der Mutter.

Therapie und Verlauf: Bei Tobias liegt eine komplexe Problematik vor. Die Therapie umfasste: regelmäßige Schickzeiten 4-mal pro Tag, die verhaltenstherapeutisch verstärkt wurden, Einläufe, Lactulose, ambulantes Uroflow- und Sonographie-Biofeedback sowie Verhaltenstherapie wegen des oppositionellen Verhaltens gegenüber der Mutter. Obwohl eine neurologische Grundstörung im Sinne einer spastischen Diplegie vorlag, handelte es sich nicht um eine neurogene Blasenfunktionsstörung: Mit den therapeutischen Maßnahmen konnte dank einer guten Motivation eine vollkommen koordinierte, resturinfreie Blasenentleerung erreicht werden.

4. Zuletzt gibt es eine Gruppe von Kindern mit eindeutigen psychiatrischen Störungen. Nach eigenen Beobachtungen haben Kinder entweder keine Störung (Gruppen 1 und 2) oder sehr schwere, überwiegend emotionale Störungen,

die eine teilstationäre oder sogar stationäre Behandlung erfordern. In diesen Fällen kann das Symptom als ein weiteres Merkmal der intrapsychischen und familiären Konflikte interpretiert werden und bedarf zusätzlich zu der Biofeedbacktherapie einer intensiven psychiatrischen Diagnostik und Behandlung, wie es die folgende Kasuistik illustriert.

Fallbeispiel 11

Detrusor-Sphinkter-Dyskoordination; Harninkontinenz bei Miktionsaufschub; primäre Enuresis nocturna; Enkopresis (F 98.1); elektiver Mutismus (F 94.0)

S. B. 5;11 Jahre

Vorstellungsanlass: Sarah nässt jede Nacht unterschiedlich große Mengen ein, schläft wechselnd tief, ist trotz Kalenderführung noch nie trocken gewesen. Sie nässt tagsüber jeden Tag ein, schiebt die Miktion hinaus und setzt als Haltemanöver Fersensitz und Hocke ein. 1- bis 2-mal pro Woche kotet sie ein und scheint auch Stuhl zurückzuhalten. Sie verhält sich mutistisch, redet nicht mit Fremden, wohl aber mit Eltern, Verwandten und Kindern der Nachbarschaft. Im Kindergarten sagt sie kein Wort, sondern beobachtet die anderen. Zu Hause sei sie trotzig.

Anamnese: als Säugling exzessives Schreien und Ängstlichkeit, als Kleinkind sozial zurückgezogen, Stereotypien und Selbstmanipulationen, früher Sprachbeginn, aber eingeschränkter Wortschatz. Vater nässte als Kind ein, zeigt auch Zeichen einer Dyskoordination.

Befunde: kinderärztliche Untersuchung unauffällig; *Ultraschall:* Blasenwand 3,2 mm, Rektum erweitert; *Uroflow:* fraktioniert, kontinuierliche EMG-Kontraktionen.

Psychopathologischer Befund: scheu, zurückgezogen, redete nicht; erst nach mehreren Kontakten einzelne Worte; *Intelligenz:* IQ = 106 (K-ABC), ausgeglichenes Profil; im Familie-in-Tieren-Test deutliche Harmoniewünsche.

Therapie und Verlauf: unter Einläufen und Lactulose kein Einkoten; durch regelmäßige Schickzeiten Zunahme der Miktionsfrequenz und Besserung des Einnässens tags; mit Biofeedback Besserung der Dyskoordination; apparative Verhaltenstherapie wegen des nächtlichen Einnässens; wegen des elektiven Mutismus wurde eine Spieltherapie in der Nähe des Wohnortes empfohlen.

8.7   Therapie

Wegen der schweren, zum Teil lebensbedrohlichen Langzeitfolgen muss eine systematische, effektive Therapie allen Kindern mit einer Dyskoordination angeboten werden. Im Gegensatz zu anderen Einnässformen sind Biofeedbackverfahren Mittel der ersten Wahl (s. Flussschema **6**).

Biofeedback wird als eine Sammlung von Techniken definiert, bei denen physiologische Aktivität registriert, verstärkt und dem Patienten durch visuelle und akustische Signale vermittelt wird (Kjolseth et al. 1993). Dadurch werden Informationen über physiologische Prozesse wahrgenommen, die aktive Selbstkontrolle über die physiologische Aktivität zu ermöglichen. Im Sinne eines operanten Konditionierens wird zunächst eine Kontrolle während des Biofeedbacktrainings, anschließend in Alltagssituationen erlangt.

Die Therapie kann zunächst ambulant durchgeführt werden und umfasst kognitive, verhaltenstherapeutische Elemente, verbunden mit einem allgemeinen Motivationsaufbau (van Gool et al. 1992b; Olbing 1993). Kindern und Eltern müssen die anatomischen und physiologischen Zusammenhänge verständlich erläutert und die guten Erfolgschancen vermittelt werden. Schamgefühle und Ängste müssen eruiert und abgebaut werden. Das Verhalten auf der Toilette muss besprochen werden. Es wird empfohlen, dass Kinder sich viel Zeit nehmen und sich entspannt auf den Toilettensitz setzen sollten (auch bei Jungen). Die Füße sollten Kontakt mit dem Boden (oder einem Hocker) haben und die Beine leicht gespreizt sein. Manchmal hilft es, ein Lied oder einen Ton zu summen, mit beiden Händen den Unterbauch zu berühren oder sogar etwas zu lesen. Die Kinder werden instruiert, sich vollkommen zu entspannen und den Urin einfach laufen zu lassen ohne zu Pressen, bis sie das Gefühl haben, dass die Blase leer ist.

Allgemeine Relaxationsmethoden, Entspannungstrainings und autogenes Training können hilfreich sein. Unter keinen Umständen dürfen Übungen durchgeführt werden, die zu einer weiteren Anspannung des Beckenbodens führen. Solche Übungen werden in der Krankengymnastik bei der Behandlung der Stressinkontinenz bei Erwachsenen eingesetzt, um die Beckenbodenmuskulatur zu stärken. Bei der Dyskoordination sind solche Methoden absolut kontraindiziert.

Nach diesen allgemeinen Vorbereitungen kann mit der eigentlichen, spezifischen Biofeed-backbehandlung begonnen werden. Der Ablauf des Trainings wird natürlich ausführlich erläutert, um Ängste abzubauen. Diese wird an unserer Klinik ambulant in mehreren Sitzungen von jeweils 2–3 Stunden durchgeführt. Eine Fortsetzung des Trainings zu Hause wäre ideal, ist jedoch zurzeit wegen den hohen Kosten für Uroflowgeräte (noch) nicht möglich.

Die Kinder werden aufgefordert, schon vorher viel zu trinken und nicht auf die Toilette zu gehen. Zunächst wird mit Ultraschall der Füllungszustand der Blase kontrolliert, da erst ab einem Volumen von 100 ml eine Uroflowmetrie sinnvoll ist. Bei einem zu geringen Volumen kann einerseits die Uroflowkurve nicht ausgewertet werden, andererseits besteht eine Gefahr, dass die nicht vollständig gefüllte Blase mit Pressen statt mit Relaxation entleert wird. Das Bild der vollen Blase wird dem Kind gezeigt, um es später mit dem Zustand nach der Miktion zu vergleichen.

Anschließend werden die EMG-Klebeelektroden angelegt. Im Stehen wird das Kind aufgefordert, sich nach vorn zu beugen. Die Elektroden werden perianal ca.1–2 cm beiderseits platziert. Beim ersten Mal hat es sich bewährt, die Klebeeigenschaften durch das Kind mit dem Finger prüfen zu lassen („wie ein Pflaster"), sodass sie sich vor der Entfernung der Elektroden nicht fürchten. Werden mehrere Sitzungen geplant, kann man die Elektroden kleben lassen.

Danach setzt sich das Kind auf den Uroflowstuhl. Bei kleineren Kindern ist ein Hocker sinnvoll, um ihnen mehr Stabilität zu geben und die Entspannung zu fördern. Die Kinder werden gebeten, während der Miktion entspannt und ohne Pressen folgende drei Ziele zu erreichen: eine glockenförmige Uroflowkurve, einen entspannten Beckenboden im EMG und eine resturinfreie Blasenentleerung im Ultraschall. Während sie auf dem Uroflowgerät sitzen, wird ihnen die Uroflowkurve auf einem Bildschirm in kindgerechter Form zeitgleich mit der Miktion gezeigt. So läuft z.B. ein „Männchen"- oder ein „Ball"-Symbol bei unserem Programm mit einer Uroflowkurve mit und kann optisch verfolgt werden. Am Ende „wandert" das „Männchen" zu dem Punkt der maximalen Flussgeschwindigkeit (Abb. **24**, s. Farbtafel II). Gleichzeitig wird das EMG als akustisches Signal wiedergegeben (bei Entspannung Stille, bei Anspannung piepsende Geräusche), sodass die Aktivitäten des Beckenbodens zu jedem Zeitpunkt wahrgenommen und kontrolliert werden können.

Anschließend wird die Sonographie mit Resturinbestimmung durchgeführt. Es hat sich als sinnvoll erwiesen, die Kinder nach ihrer Einschätzung zum Füllungszustand (leer, gering gefüllt, voll) der Blase vorher zu fragen. Das Sonographiebild wird wieder dem Kind gezeigt und mit dem Bild vor der Miktion verglichen. Auf diese Weise kann die Sonographie ebenfalls als ein Biofeedbackverfahren genutzt werden.

Alle Ergebnisse werden mit dem Kind besprochen. Dabei kann man sich die Uroflowkurven anschauen und zusammen „analysieren". In einem „Trainingsheft" können Ultraschall- und Uroflowbilder eingeklebt und mit einem Token-System verstärkt werden. Zum Beispiel kann man vereinbaren, dass das Kind für jedes der erreichten Ziele einen Punkt bekommt, d.h., wenn die Blase leer ist (kein Resturin), wenn die Kurve glockenförmig und das EMG entspannt ist. Pro Durchgang sind somit maximal 3 Punkte möglich, die gegen eine vorher vereinbarte Belohnung eingetauscht werden können (Abb. **25**).

Nach jeder Uroflowmetrie bekommen die Kinder Saft oder Wasser nach Belieben, damit das Biofeedbacktraining möglichst häufig durchgeführt werden kann. Anderenfalls können sie in der Zeit zwischen den Miktionen spielen, Hausaufgaben machen, Lesen oder sich anderswie beschäftigen. Wenn die Blase voll ist, melden sie sich, und das nächste Training kann begonnen werden. Es ist möglich, dass mehrere Kinder an einem Termin behandelt werden.

Nach unserer Erfahrung sind 2–6 solcher Sitzungen notwendig, um eine koordinierte Blasenentleerung zu erreichen. Falls dies nicht erreicht wird, ist ein Wechsel des Settings zu empfehlen. Gute Erfahrungen haben wir mit einem Biofeedbacktraining unter tagesklinischen Bedingungen für eine Dauer von 1–2 Wochen. Es kann dabei sehr viel intensiver mit dem Kind geübt und der Erfolg rasch stabilisiert werden. Dabei wird das Kind nicht aus seiner sozialen Umgebung entfernt. Unter besonderen Umständen (weite Entfernung zum Wohnort, schwere begleitende psychiatrische Problematik) kann eine stationäre Therapie notwendig werden.

Es besteht kein Zweifel an der Wirksamkeit des Biofeedbacktrainings – unabhängig von der Durchführungsart. Manche Autoren führen ein rein visuelles Uroflow-Biofeedback durch (van Gool et al. 1992b; Hanson et al. 1987), andere ein kombiniertes visuelles Uroflow- und akustisches

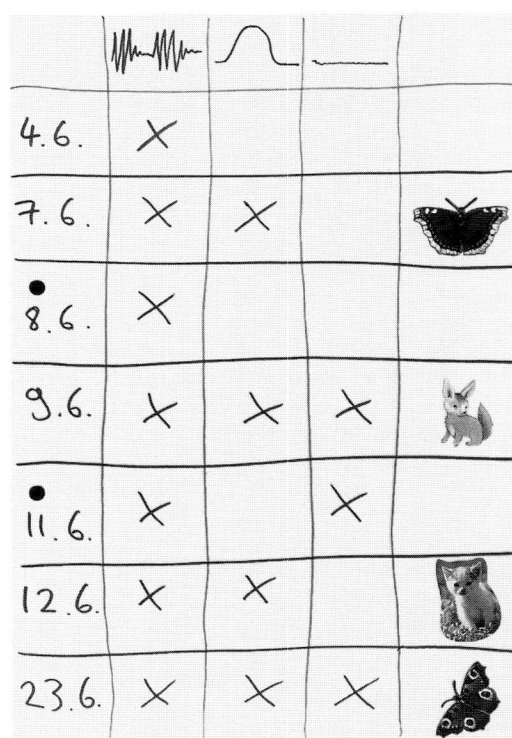

Abb. 25   Beispiel eines Biofeedbacktrainings: Mit dem Kind werden drei Ziele vereinbart: keine Anspannung im Beckenboden (1. Spalte); eine glockenförmige Kurve (2. Spalte); kein Resturin (3. Spalte). Wenn 2 der 3 Ziele erreicht werden, erhält es Token (Aufkleber), die später gegen eine Belohnung eingelöst werden können.

EMG-Biofeedback wie oben beschrieben (Sugar u. Firlet 1982; Kjolseth et al 1993).

Die Effektivität wurde in mehreren Studien nachgewiesen. So untersuchten Kjolseth et al. (1993) in einer 4-Jahres-Katamnese 32 Kinder mit einer Detrusor-Sphinkter-Dyskoordination. Es wurde ein Programm mit akustischem EMG-Biofeedback mit visueller Rückkopplung des Kurvenverlaufs durchgeführt. Die Zahl der Behandlungssitzungen variierte zwischen 1 und 9, 47% benötigten nur 4–5 Sitzungen. Bezüglich des Symptoms waren 16 (51,5%) geheilt, 8 zeigten einen deutlichen, 7 keinen Effekt. Das Uroflow war bei 17 (55%) vollkommen normalisiert, bei 7 fast normal und bei 7 unverändert. Nach durchschnittlich 4 Jahren hatten von den 16 initial geheilten Patienten 8 völlig normale Kurven, 2 eindeutige Rückfälle, 3 wiederholte Harnwegsinfektionen.

Auch Hanson et al. (1987) behandelten 16 Patienten mit Detrusor-Sphinkter-Dyskoordination, die alle unter Harnwegsinfekten, Inkontinenz und fraktionierter Miktion litten, mit einem visuellen Uroflow-Biofeedback und Blasentraining. 6 Monate später waren 10 von 16, nach 5 Jahren 13 von 16 frei von Symptomen.

Trotz der Effektivität der Biofeedbackmaßnahmen ist auch hierbei nicht geklärt, welche Komponenten der Behandlung therapeutisch wirksam sind und inwieweit sich psychische Faktoren auf die Prognose auswirken. Im Rahmen dieser neueren Behandlungsmaßnahmen sind ältere Behandlungsformen, wie von Hinman und Baumann beschrieben, in den Hintergrund getreten. Hypnotherapie, Suggestion und Relaxation werden nur selten angewandt. Obwohl nach Hinman (1986) eine formale Psychotherapie nicht primär effektiv ist, gibt es auch bei diesem Syndrom Kinder, die eine intensivere, weitergehende Psychotherapie benötigen. Nach entsprechender Diagnostik kann die Indikation für eine bestimmte Form der Psychotherapie (Spiel-, Gesprächs-, Verhaltens-, Familientherapie) und für ein bestimmtes Setting (ambulant, teilstationär, stationär) gestellt werden. Diese Maßnahmen sollten mit dem Biofeedback kombiniert werden.

> Beim Uroflow-Biofeedback handelt es sich um eine nichtinvasive, effektive Behandlungsmaßnahme, die wegen der schweren medizinischen Folgesymptome bei jedem Kind mit einer Detrusor-Sphinkter-Dyskoordination durchgeführt werden muss. Bei manchen Kindern sind zusätzliche psychotherapeutische Verfahren notwendig.

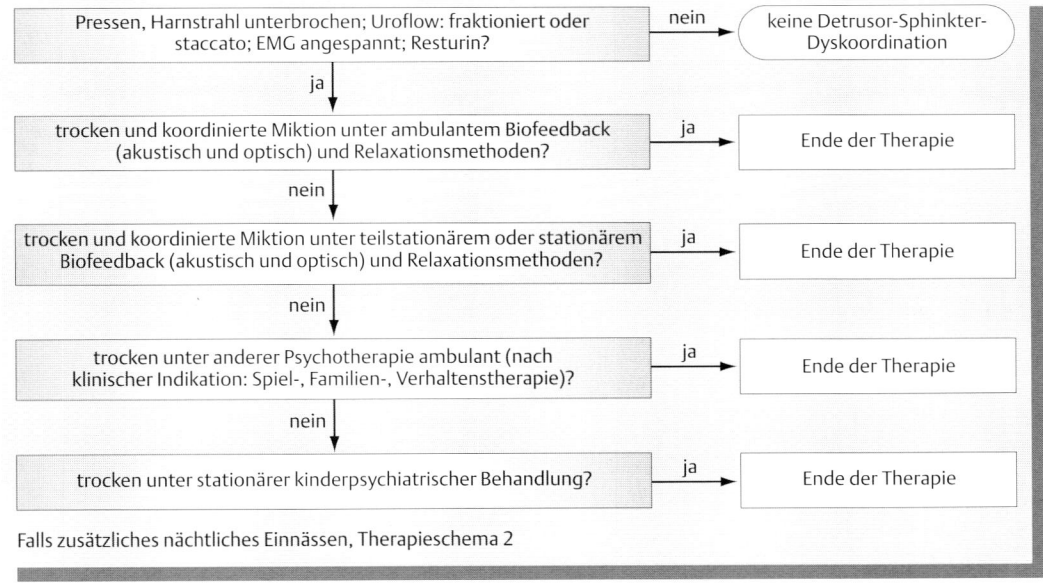

Falls zusätzliches nächtliches Einnässen, Therapieschema 2

Schema **6** Therapie der Detrusor-Sphinkter-Dyskoordination

9 Seltene Formen des Einnässens

Seltene Formen umfassen:
Stressinkontinenz,
Lachinkontinenz und das
„Lazy-Bladder Syndrome".
Diese Syndrome werden wegen der geringeren Prävalenz im Folgenden kurz dargestellt.

9.1 Stressinkontinenz

Die Stressinkontinenz ist eine seltene, familiäre Inkontinenzform, die bei Mädchen häufiger auftritt. Olbing (1993) definierte sie als einen ungewollten Harnabgang während intraabdominellen Druckerhöhungen bei sonst normaler Miktion, nach Ausschluss von neurologischen Auffälligkeiten und strukturellen Anomalien der Urethra.

Die klinischen Leitsymptome umfassen das Einnässen bei Husten, Niesen und Erhöhungen des intraabdominellen Drucks durch Bauchpresse beim Spielen und Sport (Olbing 1993). Die Urinmengen sind geringer als z.B. bei der Lachinkontinenz. Durch Urinaustritt wird die Urethra gereizt, sodass ein Dranggefühl mit Dranginkontinenz entstehen kann (de Jonge 1997). Der Leidensdruck ist hoch, da die Kinder häufig gehänselt werden.

Die Diagnose wird klinisch durch typische Anamnese und durch Messung des Urethradruckprofils gestellt. Auf jeden Fall ist eine kinderurologische Diagnostik erforderlich.

Therapeutisch empfiehlt Olbing (1993) nach einem erfolglosen Beckenbodentraining eine medikamentöse Behandlung mit Imipramin (Tofranil) in einer Dosis von 50–75 mg/Tag. Imipramin bewirkt bei dieser Indikation eine Tonussteigerung des Sphinkters. Chirurgische Interventionen sind dagegen wenig erfolgreich.

Die Stressinkontinenz wird selektionsbedingt eher in urologischen und nephrologischen Abteilungen festgestellt. In der eigenen (kinderpsychiatrischen) Enuresisambulanz wurde bisher kein einziger Fall diagnostiziert. Die Stressinkontinenz musste jedoch mehrfach bei einer Harninkontinenz bei Miktionsaufschub differenzialdiagnostisch ausgeschlossen werde. Bei übervoller Blase können leichte intraabdominelle Druckerhöhungen zu einem Urinabgang führen. Therapeutisch führt in diesen Fällen allein eine Normalisierung des Miktionsverhaltens zu einer Besserung.

9.2 Lachinkontinenz

Die Lachinkontinenz oder besser Lachenuresis (*Synonyma:* Enuresis risoria; Giggle Incontinence) ist definiert durch eine komplette Blasenentleerung (mit großen Urinmengen), die durch Lachen reflektorisch ausgelöst wird. Im Gegensatz zur Stressinkontinenz ist sie nicht durch erhöhten intraabdominellen Druck bedingt, sondern durch einen neurologischen Reflex. Die Miktion sistiert deshalb auch nicht, wenn das Lachen unterbrochen wird. Die Häufigkeit der Symptomatik variiert zwischen 2-mal/Woche bis zu 4-mal/Tag (Elzinga-Plomp et al. 1995). Sie bedeutet eine ausgeprägte soziale Einschränkung für die Betroffenen, die unter einem hohen Leidensdruck stehen.

Sher u. Reinberg (1996) postulieren eine pathophysiologische Nähe zur Narkolepsie und Kataplexie, die ebenfalls durch Lachen und andere intensive Emotionen ausgelöst werden können. Bei der Lachinkontinenz entsteht gleichzeitig ein Kontrollverlust anderer Körperfunktionen – so können Kinder u.a. nicht sitzen oder stehen bleiben (Elzinga-Plomp et al. 1995). Die Urodynamik ist dagegen unauffällig.

Es handelt sich um ein genetisches Syndrom mit einer hohen Belastung vor allem des weiblichen Geschlechts. 4/7 Kinder (Sher u. Reinberg 1996) bzw. 5/9 hatten eine familiäre Belastung – alle betroffenen Verwandten waren weiblich.

Therapeutisch kommt eine Pharmakotherapie mit Methylphenidat (Ritalin) und eine Verhaltenstherapie infrage. Sher u. Reinberg (1996) berichten von einer erfolgreichen Behandlung mit Höchstdosen von Ritalin, das auch bei der Narkolepsie indiziert ist. Die Dosen betrugen 0,3 bis 0,5 mg/kg KG alle 4–5 Stunden tags; zusätzlich wurden 5–20 mg vor sozialen Aktivitäten verschrieben. Nebenwirkungen traten nicht auf, und alle 7 Patienten waren 1–5 Jahre später noch trocken.

Elzinga-Plomp et al. (1995) führten eine Konditionierung mit einem aversiven Reiz (harmlose

Stromstöße) durch, der von den Kindern selbst appliziert wurde, wenn sie lachen mussten. Es wurde postuliert, dass dieser zweite Reiz den Miktionsreflex durch das Lachen inhibiert. Nach einem intensiven Training mit Videofilmen und Rollenspielen wurde der aktuelle Reiz durch einen imaginierten ersetzt. In durchschnittlich 8 Sitzungen konnte die Einnässfrequenz um durchschnittlich 90% auch langfristig reduziert werden.

9.3   Lazy-Bladder Syndrome

Das „Lazy-Bladder Syndrome" ist ein erstmals 1962 beschriebenes Syndrom (de Luca et al. 1962), das dem Endstadium einer lang andauernden Harninkontinenz bei Miktionsaufschub oder einer Detrusor-Sphinkter-Dyskoordination mit Detrusordekompensation entspricht. Olbing (1993) beschrieb eine Harninkontinenz bei fraktionierter Miktion (Detrusorhypokontraktilität) mit ähnlicher, allerdings nicht so deutlich ausgeprägter Symptomatik.

Seltene Miktionen (z.T. 2-mal pro Tag) und eine maximal ausgeweitete Blase (Megazystis) imponieren klinisch mit inkompletten Entleerungen und großen Restharnmengen. Dabei sistiert die Detrusorkontraktion vor dem Ende der Miktion, die per Bauchpresse zu Ende geführt werden kann. Die Uroflowkurven sind fraktioniert, das EMG kann reflektorisch nach der Bauchpresse angespannt werden (Norgaard et al. 1998). Pyelonephritis, vesikoureteraler Reflux und Schädigung des oberen Harntraktes sind häufig.

Therapeutisch steht ein Blasentraining mit Steigerung der Miktionsfrequenz und Verminderung des Restharns im Vordergrund. Chirurgische Korrekturen sind nur bei nicht ausreichendem konservativem Therapieerfolg indiziert (de Luca 1962).

10 Psychotherapie

10.1 Formen der Psychotherapie

Bei Psychotherapien im Kindes- und Jugendalter können unterschieden werden:

Symptomorientierte Therapien

Dazu zählen die **Verhaltenstherapien** mit dem Ziel, ein Verhalten direkt zu modifizieren, häufig kombiniert mit **kognitiven Therapien**, die eine Veränderung der kognitiven Einstellungen und Annahmen bewirken. Zu den Verhaltenstherapien zählt auch die **apparative Verhaltenstherapie** (AVT), d.h. die Behandlung mit einem Klingelgerät. Ferner können unterschieden werden: **Relaxationsmethoden,** bei denen verschiedene Entspannungstechniken angewandt werden; **Übungsmethoden,** bei denen ein erwünschtes Verhalten direkt eingeübt wird; und **Biofeedbackmethoden**, bei denen autonome, physiologische Signale meist akustisch oder visuell „rückgekoppelt" und dadurch wahrgenommen und verarbeitet werden können. Diese Methoden wurden in den einzelnen Kapiteln, bezogen auf die spezifischen Einnässformen, dargestellt.

Weitergehende Psychotherapien

Diese haben das Ziel, eine weitergehende Veränderung des Verhaltens und der Persönlichkeit zu erreichen, als nur das Symptom zu beeinflussen. Zu diesen zählen die **klientenzentrierte Gesprächs- und Spieltherapie** (nach Rogers u. Axline), bei der Gefühle und Verhalten weniger interpretiert, sondern zurückgespiegelt werden. Bei den **Tiefenpsychologischen (psychoanalytischen) Gesprächs- und Spieltherapien** werden auch unbewusste Zusammenhänge gedeutet. Dagegen haben **Familientherapien** die intrafamiliäre Interaktion als Hauptfokus.

In Bezug auf die Modalitäten können eine **Einzel-** und eine **Gruppentherapie**, was das Setting anbelangt, **ambulante**, **teilstationäre** und **vollstationäre** Therapien unterschieden werden.

Da diese Therapieformen zeitintensiv und aufwendig sind, sollten sie nur bei entsprechender Indikation nach ausführlicher Diagnostik durchgeführt werden. Ein nicht auffälliges Kind mit einer primären monosymptomatischen Enuresis nocturna mit einer Spieltherapie zu behandeln, ist ein Kunstfehler, da es sich hierfür um eine nicht indizierte, uneffektive Therapieform handelt. Es bedeutet ferner, dass einem anderen Kind mit einer emotionalen Störung ein seltener Therapieplatz vorenthalten wird.

Wenn allerdings eine therapiebedürftige kinderpsychiatrische Störung vorliegt, sind diese Methoden sinnvoll und effektiv. Die Indikation für die Therapie wird nicht durch das Symptom Einnässen gestellt, sondern durch die begleitende psychiatrische Störung. Auch können symptomorientierte, weitergehende Therapieformen und Pharmakotherapie sinnvoll miteinander kombiniert werden und sich ergänzen.

Es sollen kasuistisch Fälle aus stationären, teilstationären und ambulanten Behandlungen von Kindern dargestellt werden, die zusätzliche psychiatrische Auffälligkeiten aufwiesen.

10.2 Stationäre kinderpsychiatrische Therapie

Eine Indikation für eine stationäre Therapie sollte nur gestellt werden, wenn eine schwere kinderpsychiatrische Störung vorliegt, die tagesklinisch oder ambulant nicht behandelt werden kann. Bisherige Therapieresistenz und gravierende familiäre Probleme können zur Indikation beitragen. Eine einfache Einnässproblematik sollte nicht stationär behandelt werden.

Dies soll anhand der Kasuistik eines 7-jährigen Jungen illustriert werden, der neben einem komplexen Einnässen Teilleistungsprobleme und ein ausgeprägtes hyperkinetisches Syndrom mit Störung des Sozialverhaltens aufwies.

Fallbeispiel 12

Harninkontinenz bei Miktionsaufschub; sekundäre Enuresis nocturna; hyperkinetisches Syndrom mit Störung des Sozialverhaltens (F 90.1); expressive Sprachstörung (F 80.1); Störung der Fein- und Grobmotorik (F 82); Intelligenz im Bereich der Lernbehinderung

S. W., 7;6 Jahre

Vorstellungsanlass: Sebastian war mit 2 Jahren tags und nachts trocken gewesen Nach Scheidung der Eltern erlitt er im Alter von 5 Jahren einen Rückfall. Tags nässt er 2- bis 3-mal pro Woche ein, schiebt die Miktion in Spielsituationen ohne Haltemanöver hinaus. Nachts nässt er 4- bis 6-mal pro Woche große Mengen bei tiefem Schlaf ein. Er ist motorisch unruhig, leicht abgelenkt und kann sich nicht konzentrieren. Er ist körperlich und verbal aggressiv und hält sich nicht an Regeln.

Anamnese: Risikoschwangerschaft, Cerclage, motorische und sprachliche Entwicklung verzögert, expressive Sprachstörung, Sprachheilkindergarten und -schule mit logopädischer Behandlung. Familie: Der Vater nässte als Kind ein, ein Bruder leidet an einer sekundären Enuresis nocturna, einer Dranginkontinenz und an einem hyperkinetischen Syndrom mit Störung des Sozialverhaltens. Die Kinder wohnen nach Trennung der Eltern bei der Mutter und beim neuen Lebenspartner.

Befunde: kinderärztliche Untersuchung: Kleinwuchs, Strabismus, Reflexe (MER) beiderseits gesteigert mit Kloni, Dysdiadochokinese, Gleichgewicht, sonstige Feinneurologie auffällig; *Ultraschall:* unauffällig; *Uroflow:* Glocke, EMG entspannt.

Psychopathologischer Befund: unkooperativ, demonstrativ, distanzgemindert, oppositionell, impulsiv, gesteigerte Motorik; Intelligenz im Bereich der Lernbehinderung: IQ = 76 (K-ABC), einzelheitliches Denken IQ = 67, ganzheitliches Denken IQ = 81.

Therapie und Verlauf: Wegen der komplexen Problematik wurde bei Sebastian und bei seinem Bruder eine stationäre Behandlung notwendig. Das hyperkinetische Syndrom wurde mit Ritalin erfolgreich (Methylphenidat; 15mg/Tag) behandelt. Wegen des Sozialverhaltens waren eine enge pädagogische Führung und ein Verhaltensplan notwendig. Es erfolgten Elterngespräche mit beiden leiblichen Eltern, um enge und vor allem einheitliche Grenzen zu setzen. Er wurde in einer Schule für Lernbehinderte umgeschult. Die Einnässproblematik tags verschwand unter regelmäßigen Schickzeiten. Nachts wurde eine medikamentöse Behandlung mit Desmopressin (Mi-

nirin) durchgeführt, da die Motivation für eine apparative Konditionierung nicht ausreichte.

10.3   Teilstationäre kinderpsychiatrische Therapie

Tageskliniken haben den Vorteil, dass Kinder nicht aus ihrem sozialen Umfeld herausgerissen werden. Sie sind besonders geeignet bei Interaktionsstörungen zwischen Eltern und Kindern sowie zum intensiven Training, wie schon kasuistisch dargestellt. Eine teilstationäre Behandlung ist nicht indiziert: bei schweren Störungen und bei geplanter außerhäuslicher Unterbringung – hierbei ist eine stationäre Therapie sinnvoller; bei leichteren Störungen, die auch ambulant behandelt werden können (s. Abschnitt 10.4); bei extrem divergenter Pädagogik zwischen Eltern und Klinik – auch hierbei ist eine stationäre Behandlung vorzuziehen; bei großer Entfernung zum Wohnort: Kindern sollte nicht mehr als eine Stunde pro Fahrweg zugemutet werden.

Fallbeispiel 13

Harninkontinenz bei Miktionsaufschub; hyperkinetisches Syndrom mit Störung des Sozialverhaltens (F 90.1); rezidivierende Harnwegsinfekte

M. S., 8;6 Jahre

Vorstellungsanlass: Melanie ist seit dem Alter von $2^{1}/_{2}$ Jahren nachts trocken. Tags erlitt sie im Rahmen von Harnwegsinfekten mit 3 Jahren einen Rückfall, seitdem rezidivierende HWI, antibiotische Prophylaxe. Operation von Blasendivertikel im Alter von 7 Jahren. Im Spiel und in fremden Situationen schiebt sie die Miktion mit Fersensitz hinaus. Bei Aufforderungen, zur Toilette zu gehen, wird sie verbal aggressiv. Pressen zu Beginn der Miktion, Harnstrahl z.T. unterbrochen. Obstipation bis maximal 10 Tage, zurzeit kein Einkoten. Sie zeigt vielfältige Probleme im Sozialverhalten: sie trödelt, räumt das Zimmer nicht auf, verweigert die Mahlzeiten und Hausaufgaben, proviziert ihre Mutter, wird in der Schule nicht akzeptiert und zeigt ein verlangsamtes Arbeitstempo. Sie ist häufig traurig und weint.

Anamnese: Risikoschwangerschaft mit Blutungen, im Säuglingsalter Nahrungsverweigerung, häufige Verletzungen und Infekte bei sonst unauffälliger Entwicklung. Familie: Mutter allein erziehend, überfordert; ein leibliches und zwei Halbgeschwister.

Befunde: kinderärztlicher Befund unauffällig; *Ultraschall:* Blasenwand 3,9 mm, Resturin 5 ml, deutliche retrovesikale Impressionen und Erweiterung des Rektums; *Uroflow:* Glocke, EMG entspannt; *EEG:* normal; Urinbakteriologie; während eines HWI: Escherichia coli, sonst unauffällig.

Psychopathologischer Befund: scheu, zurückgezogen, gehemmt, unkooperativ, demonstrativ, verweigernd, dysphorisch. Intelligenz im Normbereich: IQ = 106 (K-ABC), einzelheitliches Denken IQ = 96, ganzheitliches Denken IQ=113. FRT (Family-Relations-Test): ausgeprägt negative Einschätzung der Mutter, Rivalität zu den jüngeren Geschwistern.

Therapie und Verlauf: Wegen der Schwere der Verhaltensproblematik tagesklinische Behandlung über 6 Monate. Unter regelmäßigem Schicken: kein Einnässen und Einkoten, Rückfälle nur bei emotionalen Konflikten. Vom Verhalten deutlich oppositionell-verweigernd und demonstrativ, leicht ablenkbar, Stimmung gereizt. Besserung unter intensiver Verhaltenstherapie und Ritalin (25mg/Tag). Zusätzlich Spieltherapie, gemeinsame Mutter-Kind-Spielstunden wegen der Interaktionsproblematik und intensive Erziehungsberatung der Mutter, die eine sehr ambivalente Haltung bezüglich Regeln und Grenzen zeigte. Deutliche Besserung im Affekt und Sozialverhalten, weitergehende Erziehungsberatung.

10.4   Ambulante Psychotherapie

Ambulante Psychotherapien sind, wenn eine entsprechende Indikation vorliegt, der ideale Behandlungsmodus für Kinder, da sie sowohl im schulischen als auch häuslichen Umfeld verbleiben. Voraussetzung sind Motivation und Kooperationsbereitschaft von Kindern und Eltern. Sie werden üblicherweise mit einer Frequenz von 1- bis 2-mal pro Woche über einen Zeitraum von 1–2 Jahren durchgeführt. Bei gravierenden Störungen ist die Intensität nicht ausreichend.

Nach einer kurzen Kasuistik soll der Verlauf einer Sandspieltherapie ausführlich dargestellt werden, um einen Einblick in die vielschichtigen unbewussten Prozesse zu ermöglichen.

Fallbeispiel 14

Primäre Enuresis nocturna; idiopathische Dranginkontinenz; rezidivierende Harnwegsinfekte; Zustand nach Antirefluxplastik bds., nach vesikoureteralem Reflux 3. Grades links, 2.–3. Grades rechts, Doppelniere links; Artikulationsstörung (F 80.0); emotionale Störung (F 93.8)

N. N., 5;1 Jahre

Vorstellungsanlass: Nathalie nässt jede Nacht geringe Mengen ein, schläft tief, ist noch nie trocken gewesen. Tags nässt sie jeden Tag ein, die Hose ist immer feucht. Im Alter von 3 und 4 Jahren erfolgte die operative Korrektur der Refluxe bds. Wegen rezidivierender Harnwegsinfekte erfolgte eine antibiotische Prophylaxe.

Anamnese: verzögerter Sprachbeginn, logopädische Therapie wegen einer Artikulationsstörung. Familie: Vater nässte als Kind nachts ein, leidet unter ausgeprägten Drangsymptomen. Ehekonflikte.

Befunde: kinderärztliche Untersuchung: Hochwuchs, Operationsnarben, sonst unauffällig; *Sonographie:* Doppelniere links, Blasenwand 2,8 mm, Resturin bis 25 ml; *Uroflow:* unduliert, EMG Kontraktionen; *Miktionsprotokoll:* 11 Miktionen pro Tag, Volumina 20–100 ml, imperative Drangsymptome; *EEG:* normal.

Psychopathologischer Befund: unkooperativ, scheu, unsicher, ängstlich, gereizt, unglücklich und depressiv; überdurchschnittliche Intelligenz: IQ = 118 (CFT1); im Familie-in-Tieren-Test malt sie sich als Hund, die Mutter als Pferd, den Vater als Wolf.

Therapie und Verlauf: Unter einem „Fähnchenplan" und 7,5 mg Dridase/Tag wurde Nathalie tagsüber vollkommen trocken und zeigte eine Reduktion der nächtlichen Problematik. Dann erlitt sie einen Rückfall. Zu diesem Zeitpunkt war sie extrem unglücklich und gehemmt, redete wie ein Kleinkind in einer nicht altersadäquaten Sprache. Mit der Diagnose einer emotionalen Störung mit depressiven Symptomen wurde eine Sandspieltherapie durchgeführt, die unten detailliert dargestellt wird. Im Verlauf kam es zu einer Trennung und Scheidung der Eltern. Nach Bearbeitung dieses Verlustes und der eigenen intrapsychischen Problematik wurde Nathalie mithilfe einer apparativen Verhaltenstherapie trocken. Eine geringe Restproblematik tags persistiert. Emotionale Symptome liegen nicht mehr vor, sie ist selbstbewusst und fröhlich.

Bei Nathalie wurde, wie oben zusammengefasst, eine Sandspieltherapie durchgeführt. Es handelt sich um eine tiefenpsychologische Behandlungsform, die von Dora Kalff auf der Grundlage der analytischen Psychologie C.G. Jungs begründet wurde (Kalff 1996).

Das Medium der Spieltherapie besteht zunächst aus zwei kleinen Sandkästen auf Tischhöhe. Einer ist mit trockenem, rieselndem Sand und einer mit feuchtem Sand, mit dem geformt und gebaut werden kann, gefüllt. Der Boden und die Seitenwände der Kästen sind blau gestrichen, so dass durch das Beiseiteschieben des Sandes Wasser dargestellt werden kann. Kinder (und Erwachsene) werden ohne inhaltliche Vorgabe aufgefordert, in diesen leeren Kästen aus einer Auswahl von hunderten von Miniaturfiguren aus allen Bereichen des Lebens ein Bild aufzubauen. Die Figuren umfassen Menschen, Tiere, Häuser, Transportfahrzeuge, Pflanzen, Steine, religiöse Symbole in so großer Auswahl, dass das Kind seine „inneren" Bilder wieder finden und im Kasten ausdrücken kann.

Das Bild unterliegt dabei nicht nur den bewussten Absichten des Kindes, sondern entspricht auch einer Projektion unbewusster Inhalte. Das Bild ist symbolisch zu verstehen und z.T. zu interpretieren. Das Symbol wird als bestmögliches, sichtbares Zeichen einer unsichtbaren ideellen Wirklichkeit verstanden. Es besitzt eine transzendente Funktion, indem es die Vermittlung und Überbrückung von Bewusstsein und Unbewusstem ermöglicht (Kast 1992). Das Unbewusste enthält psychische Inhalte, die dem Ich nicht zugänglich sind. Es kann ein aus Jung'scher Sicht ein Persönliches Unbewusstes, das verdrängte Elemente aus der eigenen, persönlichen Lebensgeschichte enthält, von einem kollektiven Unbewussten, das alle Menschen miteinander teilen, unterschieden werden (Jacobi 1996). Das Ziel der Heilung ist, über den Kontakt mit unbewußten Kräften, auf den Weg der eigenen „Individuation" zu kommen. Individuation bedeutet nach C.G. Jung „zum Einzelwesen werden, und insofern wir unter Individualität unsere innerste, letzte, unvergleichliche Einzigartigkeit verstehen, zum *eigenen Selbst werden"*. Dabei ist „die *Ganzheit der Persönlichkeit* erreicht, wenn ... Bewusstsein und Unbewusstes miteinander verknüpft und in lebendigem Bezug stehen". Eine ausführliche Einführung in die Jung'sche Psychologie findet sich bei Jacobi (1996).

Die Indikation für die Spieltherapie war bei Nathalie nicht das Symptom des Einnässens, sondern ihre emotionale Störung zum Zeitpunkt des Rückfalls. Zu diesen Zeitpunkt wirkte sie unglücklich, traurig, gehemmt, scheu, zeigte Kontaktprobleme mit anderen Kindern und redete in einer nicht altersadäquaten „Babysprache". Alle symptomatischen Maßnahmen wurden weggelassen, um sie zu entlasten. Das vielschichtige Geschehen in einer Therapie kann in diesem Rahmen nur kurz skizziert werden und soll an 2 Bildern dargestellt werden.

In der Therapie fiel auf, dass sie zunächst immer wieder, in vielen Varianten, Tiere in Ställen und hinter Zäunen exakt aufreihte und akribisch ordnete (Abb. **26**, s. Farbtafel II). Es handelte sich einerseits um Pferde, die sie mit ihrem Vater assoziierte, der sich selbst als Pferdenarr bezeichnete und jede freie Minute im Pferdestall oder beim Reiten verbrachte. Andererseits handelte es sich um Tierfamilien mit deutlich „mütterlichen Elementen". Während die eingezäunten Tiere als unbewusster Ausdruck ihrer emotionalen („Trieb"-)Hemmung verstanden werden konnten, wurde im Laufe der Therapie deutlich, dass die Grenzen und Zäune auch einen Schutz bedeuteten und sie sich bedroht fühlte. Sie lernte zwar, ihre Tiere im Spiel frei laufen zu lassen, allerdings z.T. unter großen Gefahren, da es immer wieder zu Überfällen und Zerstörung durch wilde Tiere wie Wölfen kam.

Im weiteren Verlauf der Therapie zeigte sie immer deutlicher den Grund für diese Bedrohung. Mütterliche und väterliche Symbole kamen zunehmend seltener zusammen. In einer Stunde spielte sie, dass ein Walkind mit seiner Mutter den männlichen Wal aus dem Wasser ans Land warf und ausstieß (Abb. **27**, s. Farbtafel II). In dieser Szene hatte sie symbolisch ausgedrückt, was sich real zwischen den Eltern abspielte: nach dieser Stunde eröffnete die Mutter, dass sich ihr Mann von der Familie getrennt hätte. In der weiteren Therapie konnte nun die Trennungs- und Scheidungsproblematik durchgearbeitet werden. Ferner lernte sie, eigene aggressive Tendenzen zu akzeptieren und zu integrieren. Nachdem sich die emotionale Symptomatik vollständig zurückgebildet hatte, war sie auch fähig zu einer Behandlung mit einem Klingelgerät und wurde nachts vollkommen trocken. Tagsüber war noch eine Restproblematik vorhanden, wobei sie andeutete, dass sie trocken sein könnte, wenn sie es wollte.

Der Fall zeigt eindeutig, dass bei einer kleinen Gruppe von Kindern, die zusätzlich zu der Einnässproblematik unter einer emotionalen Symptomatik leiden, rein symptomorientierte Therapien nicht ausreichen. Es gilt, diese Fälle zu identifizieren und bei entsprechender Indikation einer Spieltherapie (und bei älteren Kindern eine Gesprächstherapie) zu ermöglichen.

Dabei geht es nicht um das Erfassen von allgemein gültigen Zusammenhängen, sondern um die Bearbeitung der individuellen, subjektiven, noch unbewussten Bedeutung. In der Psychosomatik werden zwei Paradigmen benötigt, um die komplexen Zusammenhänge zwischen somatischen Faktoren und intrapsychischem Erleben zu verstehen: 1. der biomedizinisch-kausalwissenschaftlicher Zugang, bei dem es um Suche nach empirisch reproduzierbaren, naturgesetzlichen Regelmäßigkeiten geht, und 2. der sinnerschließend-hermeneutische Zugang, durch den Verstehen von subjektiven Bedeutungen und intentionalen Handlungen möglich wird. Es handelt sich dabei um komplementäre Diskursebenen mit grundsätzlich verschiedenen Wissenschaftssprachen (Tress u. Junkert-Tress 1997).

Wenn man sich einem psychophysiologischen Phänomen wie der Enuresis nähert, ist es wichtig, die beiden Diskursebenen nicht zu verwechseln und keine zu vernachlässigen. Empirische Aufklärung von Zusammenhängen ist unbedingt notwendig, um Vorurteile zu revidieren, andererseits wird nur durch einen hermeneutischen Zugang ein Verstehen der psychischen „Innenwelt" des Kindes möglich sein. Nur so können die subjektive Bedeutung und der Sinn erschlossen und bearbeitet werden und, wie im letzten Fall, sowohl eine Symptomminderung als auch eine Heilung von einem allgemeinen emotionalen Leiden erreicht werden.

11 Anhang

11.1 Kasuistiken

1. Sekundäre Enuresis nocturna mit einer emotionalen Störung mit depressiver Symptomatik (F 93.8)
N. K. 7;11 Jahre ▶ 4.4.1

2. Sekundäre Enuresis nocturna mit belastenden Lebensereignissen, aber ohne manifeste psychiatrische Störung
S. W. 9; 4 Jahre ▶ 4.4.1

3. Primäre nichtmonosymptomatische Enuresis nocturna; Miktionsaufschub ohne Inkontinenz; chronische motorische Ticstörung (F 95.1)
M. H. 11;7 Jahre ▶ 4.5

4. Primäre monosymptomatische Enuresis nocturna ohne psychiatrische Komorbidität
K. W., 6;8 Jahre ▶ 4.5.4

5. Idiopathische Dranginkontinenz; primäre Enuresis nocturna; rezidivierende Harnwegsinfekte; Zustand nach Enkopresis; Adipositas; Störung der Feinmotorik (F 82)
A. S., 7;5 Jahre ▶ 5.3

6. Harninkontinenz bei Miktionsaufschub; sekundäre Enuresis nocturna; Enkopresis mit chronischer Obstipation (F 98.1); vorübergehende Ticstörung (F 95.0); emotionale Störung mit Phobien und sozialer Ängstlichkeit (F 93.9); Artikulationsstörung (F 80.0)
M. K., 9;7 Jahre ▶ 5.4.3

7. Primäre Enuresis nocturna; idiopathische Dranginkontinenz
S. E. 6;5 Jahre ▶ 6.7

8. Primäre Enuresis nocturna; Harninkontinenz bei Miktionsaufschub; Pavor nocturnus (F 51.4); Schlafwandeln (F 51.3)
F. B.; 7;3 Jahre ▶ 7.7

9. Detrusor-Sphinkter-Dyskoordination; chronische Obstipation; Zustand nach operativer Korrektur einer komplexen Nieren-Ureteren-Fehlanlage; keine psychiatrische Störung
M. H., 8;8 Jahre ▶ 8.6

10. Detrusor-Sphinkter-Dyskoordination; Harninkontinenz bei Miktionsaufschub; Enkopresis mit Obstipation (F 98.1); Störung des Sozialverhaltens, auf den familiären Rahmen beschränkt (F 91.0); Artikulationsstörung (F 80.0); zentrale Koordinationsstörung im Sinne einer leichten spastischen Diplegie (F 82)
T. S., 9;9 Jahre ▶ 8.6

11. Detrusor-Sphinkter-Dyskoordination; Harninkontinenz bei Miktionsaufschub; primäre Enuresis nocturna; Enkopresis (F 98.1); elektiver Mutismus (F 94.0)
S. B. 5;11 Jahre ▶ 8.6

12. Harninkontinenz bei Miktionsaufschub; sekundäre Enuresis nocturna; hyperkinetisches Syndrom mit Störung des Sozialverhaltens (F 90.1); expressive Sprachstörung (F 80.1); Störung der Fein- und Grobmotorik (F 82); Intelligenz im Bereich der Lernbehinderung
S. W., 7;6 Jahre ▶ 10.2

13. Harninkontinenz bei Miktionsaufschub; hyperkinetisches Syndrom mit Störung des Sozialverhaltens (F 90.1); rezidivierende Harnwegsinfekte
M. S., 8;6 Jahre ▶ 10.3

14. Primäre Enuresis nocturna; idiopathische Dranginkontinenz; rezidivierende Harnwegsinfekte; Zustand nach Antirefluxplastik beiderseits, nach vesikoureteralem Reflux 3. Grades links, 2.–3. Grades rechts, Doppelniere links; Artikulationsstörung (F 80.0); emotionale Störung (F 93.8)
N. N., 5;1 Jahre ▶ 10.4

11.2   Anamnese-Fragebogen: Einnässen/Harninkontinenz

Name: _____   Vorname: _____

Alter: _____   Datum: _____

	Ja	Nein	?
Einnässen am Tag:	☐	☐	☐
War Ihr Kind tagsüber schon trocken?	☐	☐	☐

Wenn ja, wie lange und _____
in welchem Alter   _____

	Ja	Nein	?
Wird die Wäsche feucht?	☐	☐	☐
nass?	☐	☐	☐
Nässt es überwiegend nachmittags?	☐	☐	☐
verteilt über den Tag?	☐	☐	☐
abwechselnd feucht und nass?	☐	☐	☐

An wie vielen Tagen in der Woche nässt Ihr Kind ein? _____

Wie oft am Tag nässt Ihr Kind ein? _____

	Ja	Nein	?
Einnässen in der Nacht:	☐	☐	☐
War Ihr Kind nachts schon mal trocken?	☐	☐	☐

Wenn ja, wie lange und _____
in welchem Alter?   _____

	Ja	Nein	?
Ist das Bettzeug triefend nass?	☐	☐	☐
feucht?	☐	☐	☐
abwechselnd feucht und nass?	☐	☐	☐
Wird Ihr Kind nachts durch Harndrang wach?	☐	☐	☐
Wird Ihr Kind im nassen Bett wach?	☐	☐	☐
Ist Ihr Kind auffällig schwer erweckbar?	☐	☐	☐
Nässte jemand aus der Verwandtschaft lange ein?	☐	☐	☐

Wenn ja, wer? _____

In wie vielen Nächten pro Woche nässt Ihr Kind ein? _____

Toilettengang

Wie oft geht Ihr Kind spontan pro Tag zum Wasserlassen? _____

Wenn Sie Ihr Kind längere Zeit bei sich haben (Reisen, Einkaufen usw.),
nach wie vielen Stunden muss es Wasserlassen? _____

	Ja	Nein	?
Müssen Sie Ihr Kind häufiger zum Wasserlassen auffordern?	☐	☐	☐
Muss Ihr Kind während des Wasserlassens anhaltend pressen?	☐	☐	☐
Erfolgt das Wasserlassen mit Unterbrechungen?	☐	☐	☐
Ist der Harnstrahl kräftig?	☐	☐	☐
Haben Sie den Eindruck, dass sich Ihr Kind genügend Zeit zum Wasserlassen nimmt?	☐	☐	☐

Verhalten bei Harndrang

Hat Ihr Kind urplötzlichen, überstarken Harndrang?	☐	☐	☐
Muss bei Harndrang sofort die Toilette aufgesucht werden, weil das Kind sonst einnässt?	☐	☐	☐
Benutzt Ihr Kind Haltemanöver, um den Drang zurückzuhalten, z.B. Herumhampeln, Beine zusammenpressen, Fersensitz?	☐	☐	☐
Schiebt Ihr Kind das Wasserlassen möglichst lange auf und hat dann überstarken Harndrang?	☐	☐	☐

Wenn ja, in welchen Situationen? _____

Besonderheiten

Besteht ständiges Harnträufeln?	☐	☐	☐
Kommt es nach dem Gang auf die Toilette zum Harnverlust?	☐	☐	☐
Nimmt das Kind das Einnässen wahr?	☐	☐	☐

Harnwegsinfektionen

Hatte Ihr Kind schon einmal eine Harnwegsinfektion (Blasen-, Nierenbeckenentzündung?	☐	☐	☐
Wenn ja, wie viele? _____			
mit Fieber?	☐	☐	☐

Stuhlverhalten

Neigt Ihr Kind zu Verstopfung?	☐	☐	☐
Kommt es bei Ihrem Kind zu unkontrolliertem Stuhlgang?	☐	☐	☐
Stuhlschmieren	☐	☐	☐
Einkoten	☐	☐	☐
Wenn ja, war Ihr Kind schon sauber?	☐	☐	☐
wie lange? _____			
in welchem Alter? _____			

	Ja	Nein	?
An wie vielen Tagen pro Woche kotet Ihr Kind ein? _____			
In welchen Situationen? _____			

Verhalten

	Ja	Nein	?
Falls Ihr Kind schon einmal trocken war, sehen Sie einen Zusammenhang mit einem bestimmten Auslöser für das erneute Einnässen?	☐	☐	☐
Welche(n)? _____			
Tritt das Einnässen mit Stress und Belastungssituationen häufiger auf?	☐	☐	☐
Welche? _____			
Ist Ihr Kind leicht ablenkbar?	☐	☐	☐
zappelig?	☐	☐	☐
Zeigt Ihr Kind Konzentrationsschwierigkeiten?	☐	☐	☐
unkontrolliertes, impulsives Verhalten?	☐	☐	☐
Reagiert Ihr Kind mit aggressivem, trotzigem, verweigerndem Verhalten?	☐	☐	☐
Zeigt es Schwierigkeiten, Regeln einzuhalten?	☐	☐	☐
Schätzen Sie Ihr Kind als ängstlich ein (z.B. in bestimmten Situationen, bei besonderen Personen)?	☐	☐	☐
Ist Ihr Kind traurig, unglücklich, zieht es sich zurück, meidet es Kontakte?	☐	☐	☐
Hat Ihr Kind Schulleistungsprobleme?	☐	☐	☐
Ist die sprachliche und körperliche Entwicklung verzögert?	☐	☐	☐
Welche sonstigen Probleme zeigt Ihr Kind? _____			
Leidet Ihr Kind sehr unter dem Einnässen?	☐	☐	☐
Ist Ihr Kind motiviert und zur Mitarbeit bereit?	☐	☐	☐

Dr. R. Beetz:
Kinderklinik und Kinderpoliklinik der
Johannes-Gutenberg-Universität Mainz

PD Dr. A. von Gontard:
Klinik und Poliklinik für Psychiatrie
und Psychotherapie
des Kindes- und Jugendalters
der Universität zu Köln

PD Dr. B. Lettgen:
Darmstädter Kinderklinik
Prinzessin Margareth, Darmstadt

Dieser Fragebogen kann zu klinischen Zwecken fotokopiert oder (mit anderen Informationen) bezogen werden von:

EINZ (Enuresis-Informationszentrum) e.V.
c/o Sabine Seifert
Schöne Aussicht 8a
61348 Bad Homburg

11.3 24-Stunden-Miktionsprotokoll: Erläuterungen

Um Ihr Kind richtig betreuen zu können, sind wir auf Ihre Beobachtungen angewiesen.

* Bitte notieren Sie an **zwei Tagen**, an denen Ihr Kind nicht zur Schule oder in den Kindergarten geht, jedes Wasserlassen, Einnässen und Trinken. Dies sollte in dem Zeitraum vom ersten Wasserlassen morgens bis zum nächsten Tag, möglichst bis zum Abend festgehalten werden.

Bitte sprechen Sie am Tag vorher mit Ihrem Kind darüber. Es soll Ihnen jedes Mal Bescheid sagen, wenn es zur Toilette gehen muss. Es sollte dann in ein Messgefäß oder in ein Töpfchen Wasser lassen. Sie brauchen den Urin nicht aufzubewahren. In dieser Zeit sollte Ihr Kind nur nach Harndrang zur Toilette gehen, also nicht von Ihnen zum Toilettengang angehalten werden.

Notieren Sie dann bitte in dem umseitigen Protokollbogen Uhrzeit und Urinmenge. Wenn das Kind eingenässt hat, auch wenn die Hose nur feucht ist, kreuzen Sie dieses an.

Unter „Drangsymptomatik" machen Sie ein Kreuz, wenn das Kind bei plötzlichem Harndrang die Beine zusammenpresst, in die Hocke ging, zur Toilette rennen musste und/oder dabei vorzeitig Urin liess.

Auffälligkeiten beim Wasserlassen kreuzen Sie bitte in der Spalte „Pressen/Stottern" an. Achten Sie darauf, wie stark und kontinuierlich der Harnstrahl ist.

* Notieren Sie bitte an den **5 folgenden Tagen** die Menge beim ersten Wasserlassen morgens nach dem Aufstehen.

Die Urin- und Trinkmenge messen Sie bitte mit einem Messbecher ab.

VIELEN DANK

24-Stunden-Miktionsprotokoll

Name: _____   Vorname: _____

Geb.-Datum: _____   Protokolldatum: _____

Uhr-zeit	Urin-menge	Drang-Symptomatik	Stottern Pressen	Einnässen: feucht/nass	Trink-menge	Bemer-kungen

12 Literatur

Abrams, P.; Blaivas, J.G.; Stanton, S.L; Andersen, J.T.: The standardization of terminology of lower urinary tract function. Scandinavian Journal of Urology and Nephrology, Supplement 114, 5–19, 1988

Achenbach, T.M.: Manual for the child behavior checklist/4–18 and 1991 profile. Burlington, University of Vermont, 1991a

Achenbach, T.M.: Integrative guide for the 1991 CBCL/4–18, YSR, and TRF Profiles. Burlington, University of Vermont, 1991b

Allen, T.: Psychogenic urinary retention. Southern Medical Journal 65, 302–304, 1972

Allen, T.D.: The non-neurogenic bladder. Journal of Urology 117, 232–238, 1977

American Academy of Pediatrics: Excretory urography for evaluation of enuresis. Pediatrics 65, 644– 645, 1980

American Psychiatric Association : Diagnostic and statistical manual of mental disorders (DSM-III-R). Washington, D.C., 1987

American Psychiatric Association : Diagnostic and statistical manual of mental disorders (DSM-IV). Washington, D.C., 1994

Anders, D.: Mädchen mit rekurrierenden Harnwegsinfektionen. Alte Probleme aus neuer Sicht. Therapiewoche 34, 907–919, 1984

Anders, D.; Bölter, D.; Reither, M.; Schuhmacher, R.: Approach to the dynamics of bladder dysfunction in girls with recurrent urinary tract infection. In Bodehl, J.; Ehrich, J.H.H. (eds): Paediatric Nephrology, Berlin/Heidelberg, Springer, 306–312, 1984

Anders, D.; Gahlen, K.; Hess, H.; Klingmüller, V.: Entstehung und Spätfolgen der Blasenfunktionsstörung im Kindesalter. In Kentenich, H.; Rauchfuß, M.; Diederichs, P. (eds): Psychosomatische Gynäkologie und Geburtshilfe, Berlin/Heidelberg, Springer, 59–72, 1993/94

Anthony, E.; Bene, E.: A technique for the objective assessment of the child's family relationships. Journal of Mental Science 103, 541–555, 1957

Arbeitsgruppe Deutsche Child Behavior Checklist (1999). Deutsche Bearbeitung der Child Behavior Checklist (CBCL/4–18) – Einführung und Anleitung zur Handauswertung, 2. Aufl. mit deutschen Normen. Köln: Arbeitsgruppe Kinder-, Jugend- und Familiendiagnostik.

Arnell, H.; Hjälmas, K.; Jägervall, G.; Läckgren, G.; Stenberg, A.; Bengtsson, B.; Wassen, C.; Emahazion, T.; Anneren, G.; Pettersson, U.; Sundvall, M.; Dahl, N.: The genetics of primary nocturnal enuresis: inheritance and suggestion of a second major gene on chromosome 12q. Journal of Medical Genetics 34, 360–365, 1997

Azrin, N.H.; Sneed, T.J; Foxx, R.M.: Dry-bed training: rapid elimination of childhood enuresis. Behaviour Research and Therapy 12, 147–156, 1974

Bakwin, H.: Enuresis in children. Journal of Pediatrics 58, 806–819, 1961

Bakwin, H.: The genetics of enuresis. In Kolvin, I; Mac Keith, R.C.I., S.R. (eds): Bladder control and enuresis. London, William Heinemann Medical Books, 73–77, 1973

Barrett, D.M.: Disposable (infant) surface electrocardiogram electrodes in urodynamics: a simultaneous comparative study of electrodes. Journal of Urology 124, 663–665, 1980

Bass, A.: Aspects of urethrality in women. Psychoanalytic Quarterly 63, 491–517, 1994

Baumann, F.W.; Hinman, F.: Treatment of incontinent boys with non-obstructive disease. Journal of Urology 111, 114–116, 1974

Becker, P.; Schaller, S.; Schmidtke, A.: Coloured Progressive Matrices-Manual (2. ed.). Weinheim, Beltz Test Gesellschaft, 1980

Beetz, R.: Funktionelle Aspekte der Enuresis im Kindesalter – Bedeutung für Diagnostik und Therapie. Aktuelle Urologie 24, 241–250, 1993

Beetz, R.; von Gontard, A.; Lettgen, B.: Anamnese-Fragebogen: Einnässen/Harninkontinenz und Erläuterungen zum Anamnese-Fragebogen. Bad Homburg: Enuresis Informationszentrum, 1995

Bellman, M.: Studies on encopresis. Acta Paediatrica Scandinavica 170 (Suppl.), 1–151, 1966

Berg, I.; Fielding, D.; Meadow, R.: Psychiatric disturbance, urgency, and bacteriuria in children with day and night wetting. Archives of Disease in Childhood 52, 651–657, 1977

Berg, I.; Ellis, M.; Forsythe, I.; Mc Guire, R.: The relationship between the Rutter A Questionnaire and an interview with mother in assessing child psychiatric disturbance among enuretic children. Psychological Medicine 11, 647–650, 1981

Biedermann, J.: Sudden death in children treated with a trycyclic antidepressant. Journal of American Academy of Child and Adolescent Psychiatry 30, 495–498, 1991

Bird, J.R.: Psychogenic urinary retention. Psychotherapy and Psychosomatics 34, 45–51, 1980

Bird, H.R. Epidemiology of childhood disorders in a cross-cultural context. Journal of Child Psychology and Psychiatry 37, 35–49, 1996

Boemers, T.: Neuro-anatomy of pelvic floor and detrusor. In van Gool, J. (ed.):Second Course on Paediatric Urodynamics, 55–62. University of Utrecht, 1997

Bradbury, M.; Meadow, S.R.: Combined treatment with enuresis alarm and desmopressin for nocturnal enuresis. Acta Paediatrica 84, 1014–1018, 1995

Brem-Gräser, L.: Familie in Tieren: Die Familiensituation im Spiegel der Kinderzeichnung. München, Basel, Ernst Reinhhardt, 1995

Butler, R.J.: Etablishment of working definitions in nocturnal enuresis. Archives of Disease in Childhood 66, 267–271, 1991

Butler, R.J.: Nocturnal enuresis: Psychological perspectives. Wright, Bristol, 1987

Butler, R.J.: Nocturnal enuresis – the child's experience. Oxford, Butterworth-Heinemann, 1994

Catell, Weiss: Handanweisung zum CFT1 und CFT20

Christophersen, E.R.; Edwards, K.J.: Treatment of elimination disorders: State of the art 1991. Applied and Preventive Psychology 1, 15–22, 1992

Cox, D.J.; Sutphen, J.; Borowitz, S.; Dickens, M.N.; Singles, J.: Simple electromyographic biofeedback treatment for chronic pediatric constipation/encopresis: preliminary report. Biofeedback and Self-Regulation 19, 41–50, 1994

Dahl, N.; Arnell, H.; Hjälmas, K.: Primary nocturnal enuresis: linkage to chromosome 12q and evidence for genetic heterogeneity: American Journal of Human Genetics, 57, abstract, 1995

Devlin, J.B.; O'Cathain, C.: Predicting treatment outcome in nocturnal enuresis. Archives of Disease in Childhood 65, 1158–1161, 1990

Dilling, H., Mombur, W., Schmidt, M.H. (Hrsg.): Internationale Klassifikation psychischer Störungen (ICD-10). Bern, Hans Huber, 1994

Dohill, R.; Roberts, E.; Verrier Jones, K.; Jenkins, H.R.: Constipation and reversible urinary tract abnormalities. Archives of Disease in Childhood 70, 56–57, 1994

Eggert, P.; Kühn, B.: Antidiuretic hormone regulation in patients with primary nocturnal enuresis. Archives of Disease in Childhood, 73, 508–511, 1995

Eiberg, H.; Berendt, I.; Mohr, J.: Assignment of dominant inherited nocturnal enuresis (ENUR 1) to chromosome 13q. Nature Genetics 10, 354–356, 1995a

Eiberg, H.: Nocturnal enuresis in linked to a specific gene. Scandinavian Journal of Urology and Nephrology, Suppl. 173, 15–17, 1995b

Eiberg, H.; von Gontard, A.; Hollmann, E.: Assignment of dominant inherited nocturnal enuresis to chromosome 13q. Evidence of genetic heterogeneity. Human Genome Meeting Heidelberg 1996; Poster abstract 121.

Eiberg, H. Total genome scan analysis in a single extended family for primary nocturnal enuresis (PNE). Evidence for a new locus (ENUR 3) for PNE on chromosome 22q.11. European Journal of Urology 33 (Suppl. 3), 34–36, 1998

Eiberg, H.; Schaumburg, H.L.; Rittig, S.; von Gontard, A.: Dominant inheritance of a gene which mainly causes urge incontinence in a large four generation Danish family. 2. International Children's Continence Society Congress, Denver, 1999

Elzinga-Plomp, A.; Boemers, T.M.L.; Messer, A.P.; Vijverberg, M.A.W.; de Jong, T.P.V.M.; van Gool, J.D.: Treatment of enuresis risoria in children by self-administered electric and imaginary shock. British Journal of Urology, 76, 775–778, 1995

Essen, J.; Peckham, C.: Nocturnal enuresis in childhood. Developmental Medicine and Child Neurology 18, 577–589, 1976

Feehan, M.; Mc Gee, R.; Stanton, W.; Silva, P.A.: A 6-year follow-up of childhood enuresis: prevalence in adolescence and consequences for mental health. Journal of Paediatric Child Health, 26, 75–79, 1990

Fehlow, P.: EEG-Befunde von 130 Enuretikern mit besonderer Berücksichtigung der Spitzenpotentiale. Psychiatrie, Neurologie und medizinische Psychologie 37, 221–227, 1985

Fergusson, D.M.; Horwood, L.J.; Shannon, F.T.: Factors related to the age of attainment of nocturnal bladder control. Pediatrics 78, 884–890, 1986

Fergusson, D.M.; Horwood, L.J.; Shannon, F.T.: Secondary enuresis in a birth cohort of New Zealand children. Pediatric and Perinatal Epidemiology 4, 53, 1990

Fergusson, D.M.; Horwood, L.J.: Nocturnal enuresis and behavioral problems in adolescence: a 15-year longitudinal study. Pediatrics 94, 662–668, 1994

Fielding, D.: The response of day and night wetting children and children who wet only at night to retention control training and the enuresis alarm. Behavior Research and Therapy 18, 305–317, 1980

Fisher, B.E.; Mc Guire, K.: Do diagnostic patterns exit in the sleep behaviors of normal children? Journal of Abnormal Child Psychology 18, 179–186, 1990

Flämig, J.; Wörner, U.: Standardisierung einer deutschen Fassung des Family Relations Test (FRT) an Kindern von 6 bis 11 Jahren. Praxis der Kinderpsychologie und Kinderpsychiatrie 26, 5–11 und 38–46, 1977

Fordham, K.E.; Meadow, S.R.: Controlled trial of standard pad and bell alarm against mini alarm for nocturnal enuresis. Archives of Disease in Childhood, 64, 651–656, 1989

Foxman, B.; Valdez, B.; Brook, R.H.: Childhood enuresis: prevalence, perceived impact, and prescribed treatment. Pediatrics 77, 482–487, 1986

Frewen, W.K.: An objective assessment of the instabile bladder of psychosomatic origin. British Journal of Urology 50, 246–249, 1978

Fritz, G.K.; Rockney, R.M.; Yeung, A.S.: Plasma levels and efficacy of imipramine treatment of enuresis. Journal of the American Academy of Child and Adolescent Psychiatry 33, 60–64, 1994

Furlanut, M.; Montanari, G.; Benetello, P.; Bonin, P.; Schiaulini, P.; Pellegrino, P.A.: Steady-state serum concentrations of imipramine, its main metabolites and clinical response in primary enuresis. Pharmacological Research 21, 561–566, 1989

Gäbel, E.; Olbing, H.: Verhaltenstherapie bei Kinder mit funktioneller Harninkontinenz. In Olbing, H. (Hrsg): Enuresis und Harninkontinenz bei Kindern. München, Hans Marseille Verlag, 125–139, 1993

Glicklich, L.B.: An historical account of enuresis. Pediatrics, 859–876, 1951

von Gontard, A.: The development of child psychiatry in 19-th century Britain. Journal of Child Psychology and Psychiatry 29, 569–588, 1988

von Gontard, A.: Enuresis im Kindesalter – psychiatrische, somatische und molekulargenetische Zusammenhänge. Habilitation, 1995

von Gontard, A.; Lehmkuhl, G.: Pharmakotherapie der Enuresis. Zeitschrift für Kinder- und Jugendpsychiatrie 24, 18–33, 1996

von Gontard, A.; Lehmkuhl, G.: „Enuresis diurna" ist keine Diagnose – neue Ergebnisse zur Klassifikation, Pathogenese und Therapie der funktionellen Harninkontinenz im Kindesalter. Praxis der Kinderpsychologie und Kinderpsychiatrie, 46, 92–112, 1997a

von Gontard, A.; Lehmkuhl, G.: Enuresis nocturna – neue Ergebnisse zu genetischen, pathophysiologischen und psychiatrischen Zusammenhängen. Praxis der Kinderpsychologie und Kinderpsychiatrie, 46, 709–726, 1997b

von Gontard, A.; Hollmannn, E.; Benden, B.; Eiberg, H.; Rittig, S.; Lehmkuhl, G.: Clinical enuresis phenotypes in familial nocturnal enuresis. Scandinavian Journal of Urology and Nephrology, 31, Suppl. 183, 11–16, 1997c

von Gontard, A.: Annotation: day and night wetting in children – a paediatric and child psychiatric perspective. Journal of Child Psychology and Psychiatry, 39, 439–451, 1998a

von Gontard, A.; Eiberg, H; Hollmann, E.; Rittig, S.; Lehmkuhl, G.: Molecular genetics of nocturnal enuresis: clinical and genetic heterogeneity . Acta Paediatrica, 87, 571–578, 1998b

von Gontard, A.; Lettgen, B.; Olbing, H.; Gaebel, E.; Heiken-Löwenau, C.; Schmitz, I.: Day wetting children with urge incontinence and voiding postponement – a comparison of a pediatric and child psychiatric sample – behavioural factors. British Journal of Urology, 81, Suppl. 3, 100–106, 1998c

von Gontard, A.; Eiberg, H.; Hollmann, E.; Rittig, S.; Lehmkuhl, G.: Molecular genetics of nocturnal enuresis – linkage to a locus on chromosome No. 22. Scandinavian Journal of Urology and Nephrology 33, Suppl. 202, 76–80, 1999a

von Gontard, A.; Benden, B.; Mauer-Mucke, K.; Lehmkuhl, G.: Somatic correlates of functional enuresis, European Child and Adolescent Psychiatry, 8, 117–125, 1999b

von Gontard, A., M.D.; Plück, J.; Berner, W.; Lehmkuhl, G.: Clinical behavioral problems in day and night wetting children, Pediatric Nephrology, 13, 662–667, 1999c

von Gontard, A.; Sonnenschein, M.; Lehmkuhl, G.: Enuretic children's subjective perceptions of wetting and body concepts, International Children's Continence Society Meeting, Denver, USA, 1999d

von Gontard, A.; Eiberg, H.; Schaumburg, H.; Rittig, S.: Enuresis: associations of genotype and phenotype. Molecular Psychiatry 4 (Suppl.1), S57–58, 1999e

von Gontard, A.; Lettgen, B.; Heiken-Löwenau, C.; Gaebel; Schmitz, I.; Olbing, H.: Urge incontinence and voiding postponement in children: somatic and psycho-social factors. Zur Publikation eingereicht, 2001

van Gool, J.D.; Kuitjen, R.H.; Donckerwolcke, R.A.; Messer, A.P.; Vijverberg, M.A.W.: Bladder-sphincter dysfunction, urinary infection and vesico-ureteral reflux with special reference to cognitive bladder training. Contributions to Nephrology 39, 190–210, 1984

van Gool, J.D.; de Jonge, G.A.: Urge syndrome and urge incontinence. Archives of Disease in Childhood 64, 1629–1634, 1989

van Gool, J.D.; Vijverberg, M.A.W.; de Jong, T.P.V.M.: Functional daytime incontinence: clinical and urodynamic assessment. Scandinavian Journal of Urology and Nephrology, Supplement 141, 58–69, 1992a

van Gool, J.D.; Vijverberg, M.A.W.; Messer, A.P.; Elzinga-Plomp, A.; de Jong, T.P.V.M.: Functional daytime incontinence: non-pharmacological treatment. Scandinavian Journal of Urology and Nephrology, Supplement 141, 93–105, 1992b

van Gool, J.D.: Muscular dystrophy and the pelvic floor. In van Gool, J. (ed.): Second Course on Paediatric Urodynamics, 77–79. University of Utrecht, 1997

de Groat, W.C.; Steers, W.D.: Autonomic regulation of the urinary bladder and sexual organs. In Loewy, A.D.; Spyer, K.M.: (eds.): Central regulation of autonomic functions. Oxford: Oxford University Press, 310–333, 1990

Hägglöf, B; Andren, O.; Bergström, E.; Marklund, L.; Wendelius, M.: Self-esteem before and after treatment in children with nocturnal enuresis and urinary incontinence. Scandinavian Journal of Urology and Nephrology 31, Suppl. 183, 79–82, 1996

Hallgren, B.: Enuresis: a clinical and genetic study. Acta Psychiatrica et Neurologica Scandinavica, Suppl. 114, 1957

Halliday, S.; Meadow, S.R.; Berg, I.: Successful management of daytime enuresis using alarm procedures: a randomly controlled trial. Archives of Disease in Childhood 62, 132–137, 1987

Hanson, E.; Hellström, A.L.; Hjälmas, K.: Non-neurogenic discoordinated voiding in children. The longterm effect of bladder retraining. Zeitschrift für Kinderchirurgie 42, 109–111, 1987

Hansson, S.; Hjälmas, K.; Jodal, U.; Sixt, R.: Lower urinary tract dysfunction in girls with untreated asymptomatic or covert bacteriuria. Journal of Urology 143, 333–335, 1990

Hansson, S.: Urinary incontinence in children and associated problems. Scandinavian Journal of Urology and Nephrology, Supplement 141, 47–57, 1992

Haque, M.; Ellerstein, N.S.; Gundy, J.H.; Shelov, S.P.; Weiss, J.C.; Mc Intire, M.S.; Olness, K.N.; Jones, D.J.; Heagarty, M.C.; Starfield, B.H.: Parental Perceptions of Enuresis. American Journal of Disease in Children 135, 809–811, 1981

Hatch, T.F.: Encopresis and constipation in children. Pediatric Clinics of North America 35, 257–280, 1988

Haug-Schnabel, G.: Enuresis-Diagnose, Beratung und Behandlung bei kindlichem Einnässen. München/Basel, Ernst Reinhardt, 1994

Hellström, A.-L.; Hjälmas, K.; Jodal, V.: Rehabilitation of the dysfunctional bladder in children: method and 3-year follow-up. Journal of Urology 138, 847–849, 1987

Hellström, A.L.; Hanson, E.; Hansson, S.; Hjälmas, K.; Jodal, U.: Micturition habits and incontinence in 7-year-old Swedish school entrants. European Journal of Pediatrics 149, 434–437, 1990

Hellström A.L.; Hansson E.; Hansson S.; Hjälmas K.; Jodal U.: Micturition habits and incontinence at age 17 – reinvestigation of a cohort studied at age 7. British Journal of Urology, 76, 231–234, 1995

Hersov, L.: Fecal Soiling. In Rutter, M.; Taylor, E.; Hersov, L. (eds): Child and Adolescent Psychiatry – Modern Approaches (3. ed.). Oxford, Blackwell, 520–528, 1994

Hinman, F.: Non-neurogenic neurogenic bladder (the Hinman Syndrome) – 15 years later. Journal of Urology 136, 769–777, 1986

Hinman, F.; Baumann, F.W.: Vesical and ureteral damage from voiding dysfunction in boys without neurologic or obstructive disease. Journal of Urology 109, 727–732, 1973

Hinman, F.; Baumann, F.W.: Complications of vesicoureteral operations from incoordination of micturition. Journal of Urology 116, 638–642, 1976

Hjälmas, K.: Urodynamics in normal infants and children. Scandinavian Journal of Urology and Nephrology, Suppl. 114, 20–27, 1988

Hjälmas, K.: Urinary incontinence in children: suggestions for definitions and terminology. Scandinavian Journal of Urology an Nephrology, Suppl. 141, 1–6, 1992a

Hjälmas, K.: Functional daytime incontinence: defintions and epidemiology. Scandinavian Journal of Urology and Nephrology 141, Supplement, 39–46, 1992b

Hjälmas, K.: Is dyscoordinated voiding in children an hereditary disorder? Scandinavian Journal of Urology and Nephrology, Suppl. 173, 31–35, 1995

Hjälmas, K.; Bengtsson, B.: Efficacy, safety and dosing of desmopressin for nocturnal enuresis in Europe. Clinical Pediatrics, special edition, 19–27, 1993

Hjälmas, K.; Wolfish, N.; von Gontard, A.: Ad-hoc consensus definition of „monosymptomatic nocturnal enuresis". Study protocoll of the Eureca and Cese studies (unpublished), 1997

Homsy, Y.L.; Nsouli, I.; Hamburger, B.; Laberge, I.; Schuck, E.: Effects of Oxybutinin on vesico-ureteral reflux in children. Journal of Urology 134, 1168–1171, 1985

Houts, A.C.; Berman, J.S.; Abramson, H.: Effectiveness of psychological and pharmacological treatments for nocturnal enuresis. Journal of Consulting and Clinical Psychology 62, 737–745, 1994

Jacobi, J.: Die Psychologie C.G. Jungs. Frankfurt/M: Fischer Taschenbuch, 1996

Järvelin, M.R.: Developmental history and neurological findings in enuretic children. Developmental Medicine and Child Neurology 31, 728–736, 1989

Järvelin, M.R.; Vikevärnen-Tervonen, L.; Moilanen, I.; Huttunen, N.P.: Enuresis in seven-year-old children. Acta Paediatrica Scandinavica 77, 148–153, 1988

Järvelin, M.R.; Huttunen, N.P.; Seppänen, J.; Seppänen, U.; Moilanen, I.: Screening for urinary tract abnormalities among day and night wetting children. Scandinavian Journal of Urology and Nephrology 24, 181–189, 1990a

Järvelin, M.R.; Moilanen, I.; Vikeväinen-Tervonen, L.; Huttunen, N.-P.: Life changes and protective capacities in enuretic and non-enuretic children. Journal of Child Psychology and Psychiatry 31, 763–774, 1990b

Johnson, D.K.; Kroovand, R.L.; Perlmutter, A.D.: The changing role of cystoscopy in the pediatric patient. Journal of Urology 123, 232–233, 1980

Jonas, U.; Heidler, H.; Thüroff, J.: Urodynamik-Diagnostik der Funktionsstörungen des unteren Harntraktes. Stuttgart, Enke, 1980

de Jonge, G.A.: Epidemiology of enuresis: a survey of the literature. In Kolvin, I.; Mac Keith, R.C.; Meadow, S.R. (eds): Bladder Control and Enuresis. London, William Heinemann Medical Books, 39–46, 1973

de Jonge, G.A.: The urge syndrome. In Kolvin, I.; Mac Keith, R.C.; Meadow, S.R. (eds): Bladder Control and Enuresis. London, William Heinemann Medical Books, 66–69, 1973

de Jonge, T.P.V.M.: Congenital and iatrogenic incontinence and dysfunctional voiding. Course on urodynamics, University of Utrecht, 117–121, 1997

Jürgens-Jahnert, S.: Ätiologie und Behandlung der kindlichen Enuresis aus personenzentrierter Sicht. In: Boeck-Singelmann, C.; Ehlers, B.; Hensel, T.; Kemper, F.; Monden-Engelhardt, C. (eds): Personenzentrierte Psychotherapie mit Kindern und Jugendlichen (Band 1). Göttingen, Hogrefe, 267–295, 1996

Kalff, D.: Sandspiel – Seine therapeutische Wirkung auf die Psyche. München: Ernst Reinhardt, 3. Aufl., 1996

Kast, V.: Die Dynamik der Symbole – Grundlagen der Jungschen Psychotherapie. Olten: Walter, 1992

Kaufman, A.S.; Kaufman N.L. K-ABC: Kaufman Assessment Battery for Children. Circle Pines, Minn., American Guidance Service, 1983

Kegel, A.: Stress incontinence of urine in women: physiologic treatment. Journal of the International College of Surgeons, 25, 487–499, 1956

Kjolseth, D.; Knudsen, L.M.; Madsen, B.; Norgaard, J.P.; Djurhuus, J.C.: Urodynamic biofeedback training for children with bladder-sphincter-dyscoordination during voiding. Neurourology and Urodynamics 12, 211–221, 1993

Koff, S.A.; Byard, M.A.: The daytime urinary frequency syndrome of childhood. Journal of Urology 140, 1280–1281, 1988

Koff, S.A.: Cure of nocturnal enuresis: why isn't desmopressin very effective? Pediatric Nephrology 10, 667–670, 1996

Kolvin, I., Taunch, J.: A dual theory of nocturnal enuresis. In Kolvin, I.; Mac Keith, R.C.; Meadow, S.R. (eds): Bladder Control and Enuresis. London, William Heinemann Medical Books, 156–172, 1973

Krantz, I.; Jylkäs, E.; Ahlberg, B.M.; Wedel, H.: On the epidemiology of nocturnal enuresis – a critical review of methods used in descriptive epidemiological studies of nocturnal enuresis. Scandinavian Journal of Urology and Nephrology, Suppl. 163, 75–82, 1994

Largo, R.H.; Stützle, W.: A longitudinal study of bowel and bladder control by day and by night in the first six years of life: the interrelations between bowel and bladder control. Developmental Medicine and Child Neurology 19, 598–606, 1977

Largo, R.; Gianciaruso, M.; Prader, A.: Die Entwicklung der Darm- und Blasenkontrolle von der Geburt bis zum 18. Lebensjahr. Schweizer medizinische Wochenschrift 108, 155–160, 1978

Largo, R.H.; Molinari, L.; von Siebenthal, K.; Wolfensberger, U.: Does a profound change in toilet training affect development of bowel and bladder control? Developmental Medicine and Child Neurology 38, 1106–1116, 1996

Largo, R.H.; Molinari, L.; von Siebenthal, K.; Wolfensberger, U.: Development of bladder control: significance of prematurity, perinatal risk factors, psychomotor development and gender. European Journal of Pediatrics 158, 115–122, 1999

Levine, M.D.: Encopresis. In Levine, M.D.; Carey, W.B.; Crocker, A.C. (eds): Developmental – Behavioral Pediatrics (2. ed.). Philadelphia, Saunders, 389–397, 1991

Libo, L.M.; Arnold, G.E.; Woodside, J.R.; Borden, T.A.; Hardy, T.L.: EMG biofeedback for functional bladder-sphincter-dyssynergia: a case study. Biofeedback and Selfregulation 8, 243–253, 1983

Lister-Sharp, D.; O'Meara, S.; Bradley, M.; Sheldon, T.A.: A systematic review of the efectiveness of interventions for managing childhood nocturnal enuresis. York: NHS Centre for Reviews and Dissemination, University of York, 1997

Loening-Baucke, V.: Modulation of aboral defecation dynamics by biofeedback treatment in chronically constipated children with encopresis. Journal of Pediatrics 116, 214–222, 1990

Loening-Baucke, V.A.; Cruikshank, B.M.: Abnormal defecation dynamics in chronically constipated children with encopresis. Journal of Pediatrics 108, 562–566, 1986

van Londen, A.; van Londen-Barensten, M.; van Son, M.; Mulder, G.: Arousal training for children suffering from nocturnal enuresis: a $2^{1}/2$ year follow-up. Behavior Research and Therapy 31, 613–615, 1993

Lovering, J.S.; Tallett, S.E.; McKendry, J.B.: Oxybutinin efficacy in the treatment of primary enuresis. Pediatrics 82, 104–106, 1988

de Luca, F.G.; Swenson, O.; Fisher, J.H.; Loutfi, A.H.: The dysfunctional „lazy" bladder syndrome in children. Arichives of Disease in Childhood 37, 117–121, 1962

Lunsing, R.J.; Hadders-Algra, M.; Touwen, B.C.L.; Huisges, H.J.: Nocturnal enuresis and minor neurological dysfunction at 12 years: a follow-up study. Developmental Medicine and Child Neurology 33, 439–445, 1991

Madersbacher, H.: Harndrang – und Reflexinkontinenz. Urologe (A) 30, 215–222, 1991

Mattejat, F.; Quaschner, K.: Zur ambulanten Behandlung von Enuretikern. Zeitschrift für Kinder- und Jugendpsychiatrie 13, 212–229, 1985

McGee, R.; Makinson, T.; Williams, S.; Simpson, A;, Silva, P.A.: A longitudinal study of enuresis from five to nine years. Australian Paediatric Journal 20, 39–42, 1984

Meadow, S.R.: Day wetting. Pediatric Nephrology 4, 178–184, 1990

Melchers, P.; Preuss, V.: K-ABC Interpretationshandbuch. Amsterdam: Swets and Zeitlinger, 1991

Melchers, P.; Preuss, V.: Bearbeitung der Kaufmann Assessment Battery for Children (K-ABC) für den deutschsprachigen Raum – Teil 1 und 2. Zeitschrift für Kinder- und Jugendpsychiatrie 20, 85–93 und 223–231, 1992

Michalk, D.: Kindernephrologie – bakterielle Erkrankung der Harnwege und der Nieren. In Sigel, A. (Hrsg): Kinderneurologie, Berlin, Heidelberg, Springer, 40–49, 1993

Mikkelsen, E.J.; Rapoport, J.L.: Enuresis: psychopathology, sleep stage, and drug response. Urologic Clinics of North America 7, 361–377, 1980

Mikkelsen, E.J.; Rapoport, J.L.; Nee, L.; Gruneau, C.; Mendelson, W.; Gillin, J.C.: Childhood enuresis I sleep patterns and psychopathology. Archives of General Psychiatry 37, 1139–1144, 1980

Mimouni, M.; Shuper, A.; Mimouni, F.; Grünebaum, M.; Varsano, I.: Retarded skeletal maturation in children with primary enuresis. European Journal of Pediatrics 144, 234–235, 1985

Moffat, E.K.M.; Kato, C.; Pless, I.B.: Improvements in self-concept after treatment of nocturnal enuresis: randomized controlled trial. Journal of Pediatrics 110, 647–652, 1987

Moffat, M.: Nocturnal enuresis: psychologic implications of treatment and nontreatment. Journal of Pediatrics 114: 697, 1989

Moffat, M.E.K.; Harlos, S.; Kirshen, A.J.; Burd, L.: Desmopressin acetate and nocturnal enuresis: how much do we know? Pediatrics 92, 420–425, 1993

Morgan, R.T.T.: Relapse and therapeutic response in the conditioning treatment of enuresis: a review of recent findings on intermittent reinforcement, overlearning and stimulus intensity. Behavior Research and Therapy 16, 273–279, 1978

Mowrer, O.H.: Enuresis: the beginning work – what really happened. Journal of the History of the Behavioral Sciences 16, 25–30, 1980

Mowrer, O.H.; Mowrer, W.M.: Enuresis: a method für its study and treatment. American Journal of Orthopsychiatry 8, 436–459, 1938

Nazareth, I.; King, M.B.: The urethral syndrome: a controlled evaluation. Journal of Psychosomatic Research 37, 737–743, 1993

Neveus, T.; Stenberg, A.; Lackgren, G.; Tuvemo, T.; Hetta, J.: Sleep of children with enuresis: A polysomnographic study. Pediatrics, 103, 1193–1197, 1999

Nielsen, K.K.; Kristensen, E.S.; Quist, N.; Jensen, K.M.-E.; Dalsgard, J.; Krarup, T.; Pedersen, P.: A comparative study of various electrodes in electromyography of the striated urethral and anal sphincter in children. British Journal of Urology 57, 557–559, 1985a

Nielsen, K.K.; Qvist, N.; Kristensen, E.S., Jensen, K.M.E.; Karup, T.; Ehlers, D.; Pedersen, D.: Value of cystourethroscopy in the assessment of recurrent urinary tract infections and/or enureis. Urological Research 13, 137–139, 1985b

Norgaard, J.P.: Pathophysiology of nocturnal enuresis. Scandinavian Journal of Urology and Nephrology, Suppl. 140, 1991

Norgaard, J.P.; Hansen, J.H.; Nielsen, J.B.; Petersen, B.S.; Knudsen, N.; Djurhus, J.C.: Simultaneous registration of sleep-stages and bladder activity in enuresis. Urology 26, 316–319, 1985a

Norgaard, J.P.; Pedersen, E.B.; Djurhuus, J.C.: Diurnal anti-diuretic-hormone levels in enuretics. Journal of Urology 134, 1029–1031, 1985b

Norgaard, J.P.; Hansen, J.H.; Wildschiotz, G.; Sorensen, S.; Rittig, S.; Djurhuus, J.C.: Sleep cystometries in children with nocturnal enuresis. Journal of Urology 141, 1156–1159, 1989

Norgaard, J.P.; Djurhuus, J.C.; Watanabe, H.; Stenberg, A.; Lettgen, B.: Experience and current status of research into the pathophysiology of nocturnal enuresis. British Journal of Urology 79, 825–835, 1997

Norgaard, J.P.; van Gool, J.D.; Hjälmas, K.; Djurhuus, J.C.; Hellström, A.L.: Standardization and definitions in lower urinary tract dysfunction in children. British Journal of Urology 81, Suppl. 3, 1–16, 1998

O'Brian, G.; Yule, W.; Why behavioural phenotypes? In O'Brian, G.; Yule, W. (eds): Behavioural Phenotypes. London, Mac Keith Press, 1–23, 1995

O'Regan, S.; Yazbeck, S.: Constipation: a cause of enuresis, urinary tract infection and vesicoureteral reflux in children. Medical Hypotheses 17, 409–413, 1985

O'Regan, S.; Yazbeck, S.; Hamberger, B.; Schick, E.: Constipation – a commonly unrecognized cause of enuresis. American Journal of Disease in Children 140, 260–261, 1986

Oiso, Y.; Ito, M.: Neurohypophysical hormone genes. In Imura, H.: The pituitary gland, second edition. New York: Raven Press, 139–151, 1994

Olbing, H. (Hrsg): Enuresis und Harninkontinenz bei Kindern. München, Hans Marseille, 1993

Ornitz, E.M.; Hanna, G.; de Traversay, J.: Presimulation-induced startle modulation in attention-deficit disorder and nocturnal enuresis. Psychophysiology 29, 437–451, 1992

Ornitz, E.M.; Russell, A.T.; Hanna, G.; Gabikian, P.; Gehricke, J.-G.; Song, D.; Guthrie, D.: Prepulse inhibition of startle and the neurobiology of primary nocturnal enuresis. Biological Psychiatry 45, 1455–1466, 1999

Orwell, G.: Such, such were the joys – Die Freuden der Kindheit, Deutscher Taschenbuch Verlag, München, 1989

Partin, J.C.; Hamill, S.K.; Fischel, J.E.; Partin, J.S.: Painful defecation and fecal soiling in children. Pediatrics 89, 1007–1009, 1992

Peters, H.; Deeg, K.-H.; Weitzel, D.: Die Ultraschalluntersuchung des Kindes. Berlin, Springer, 1987

Piers, E.V.: Piers-Harris children's self-concept scale – revised manual 1984. Los Angeles: Western Psychological Services, 1984

Power, C.; Manor, O.: Asthma, enuresis, and chronic illness: longterm impact on height. Archives of Disease in Childhood, 73, 298–304, 1995

Propping, P.: Psychiatrische Genetik. Berlin: Springer, 1989.

Rascher, W.: Bakterielle Harnwegsinfektionen. Monatsschrift Kinderheilkunde 140, F59–F70, 1992

Remschmidt, H.; Schmidt, M.H. (Hrsg.): Multiaxiales Klassifikationsschema für psychische Störungen des Kindes- und Jugendalters nach ICD-10 der WHO. Bern, Huber, 1994

Riccabona, M.; Oswald, J.; Glauninger, P.: Long-term use and tapered dose reduction of intranasal desmopressin in the treatment of enuretic children. British Journal of Urology 81, Suppl. 3, 24–25, 1998

Riddle, M.A.; Geller, B.; Ryan, N.: Another sudden death in a child treated with desipramine. Journal of the American Academy of Child and Adolescent Psychiatry 32, 792–797, 1993

Rittig, S.; Knudsen, U.B.; Norgaard, J.P.; Pedersen, E.B.; Djurhuus, J.C.: Abnormal diurnal rhythm of plasma vasopressin and urinary output in patients with enuresis. American Journal of Physiology 25, 664–671, 1989a

Rittig, S.; Knudsen, U.B.; Sorensen, S.I.; Djurhuus, J.C.; Norgaard, J.P.: Long-term double-blind cross-over-study of desmopressin intranasal spray in the management of nocturnal enuresis. In Meadow, S.R. (ed): Desmopressin in nocturnal enuresis Desmopressin in nocturnal enuresis – proceedings of an international symposium. Horus Medical Publications Canwell, England, 26–28, 1989b

Rittig, S.; Knudsen, U.B.; Norgaard, J.P.; Gregersen, H.; Pedersen, E.B., Djurhuus, J.C.: Diurnal variation of plasma atrial natriuretic peptide in normals and patients with enureis nocturna. Scandinavian Journal of Clininical Laboratory Investigation 51, 209–217, 1991

Rittig, S.; Robertson, G.L.; Siggaard, C.; Gregersen, N.; Kovacs, L.; Pedersen, E.B.: Identification of eight new mutations in familial neurogenic diabetes insipidus supports the concept that defective folding of the mutant provasopressin-neurophysin causes the disease. American Journal of Human Genetics 55, Supplement A 239, 1994

Rittig, S., Matthiesen, T.B., Hunsballe, J.M., Pedersen, E.B.; Djurhuus, J.C.: Age-related changes in the circadian control of urine output. Scandinavian Journal of Urology and Nephrology, Suppl. 173, 71–75, 1995

Robert, M.; Averous, M.; Besset, A.; Carlander, B.; Billiard, M.; Guiter, J.; Grasset, D.: Sleep polygraphic studies using cystomanometry in twenty patients with enuresis. European Urology 24, 97–102, 1993

Rutter, M.; Yule, W.; Graham, P.: Enuresis and behavioral deviance: some epidemiological considerations. In Kolvin, I.; Mac Keith, R.C.; Meadow, S.R. (eds): Bladder Control and Enuresis. London, William Heinemann Medical Books, 137–147, 1973

Rutter, M.: Brain syndromes in childhood: concepts and findings. Journal of Child Psychology and Psychiatry, 18, 1–21, 1977

Schneider, M.S.; King, R.L.; Surwitt, R.S.: Kegel exercises and childhood incontinence: a new role for an old treatment. Journal of Pediatrics 124, 91–92, 1994

Schultz-Lampel, D.; Thüroff, J.W.: Die nicht-neurogenen Blasenfunktionsstörungen im Kindesalter – Standardisierung der Methodik von urodynamischen Untersuchungen und Terminologie der Befunde. Kinderarzt 24, 1165–1179, 1993a

Shaffer, D.: Enuresis. In Rutter, M.; Taylor, E.; Hersov, L. (eds): Child and Adolescent Psychiatry – modern approaches (3. ed.) Oxford: Blackwell Scientific Publications, 505–519, 1994

Shaffer, D.; Gardner, A.; Hedge, B.: Behavior and bladder disturbance of enuretic children. Developmental Medicine and Child Neurology 26, 781–792, 1984

Shelov, S.P.; Gundy, J.; Weiss, J.C.; Mc Intire, M.S.; Olness, K.; Staub, H.P.; Jones, D.J.; Haque, M.; Ellerstein, N.S.; Heagarty, M.C.; Starfield, B.: Enuresis: a contrast of attitudes of parents and physicians. Pediatrics 67, 707–710, 1981

Sher, P.K.; Reinberg, Y.: Successful treatment of giggle incontinence with methylphenidate. Journal of Urology, 156, 656–658, 1996

Simonoff, E.; McGuffin, P.; Gottesman, I.I.: Genetic influences on normal and abnormal development. In Rutter, M.; Taylor, E.; Hersov, L. (eds.): Child and Adolescent Psychiatry – modern approaches (3. ed.), London: Blackwell Scientific Publications, 129–151, 1994

Steinhausen, H.-C.; Göbel, D.: Enuresis in child psychiatric clinic patients. Journal of the American Academy of Child and Adolescent Psychiatry 28, 279–281, 1989

Sugar, E.C.; Firlit, C.F.: Urodynamic biofeedback: a new therapeutic approach for childhood incontinence/infection (vesical voluntary sphincter dyssynergia). Journal of Urology 128, 1253–1258, 1982

Sugawara, M.; Sadeghpour, M.; De Traversay, J.; Ornitz, E.: Prestimulation-induced modulation of the p300 component of event related potentials accompanying startle in children. Electroencephalography and Clinical Neurophysiology, 201–213, 1994

Szonn, G.: Mein Kind ist Bettnässer – Was tun? Bonz, Waiblingen, 1992

Tamminen-Möbius, R.; Olbing, H.; Smellie, J.M.: Management of children with severe vesico-ureteric reflux: overview, including the 5-year results of the European Branch of the International Reflux Study in Children (IRSC). Nephrology, Dialysis, Transplantation 9, Suppl. 85–93, 1994

Tewes, U. (ed.): HAWIK-R: Hamburg-Wechseler-Intelligenztest für Kinder, Revision 1983. Handbuch und Testanweisung (2. Aufl.). Huber, Bern, 1984

Tewes, U. (ed.): HAWIE-R: Hamburg-Wechseler-Intelligenztest für Erwachsene, Revision 1991. Handbuch und Testanweisung (1. Aufl.). Huber, Bern 1991

Tharpar, A.; Davies, G.; Jones, T.; Rivett, M.: Treatment of childhood encopresis – a review. Child, Care, Health and Development 18, 343–353, 1992

Thüroff, J.W.; Bunke, B.; Ebner, A.; Faber, P.; de Greeter, P.; Hannappel, I.; Heidler, H.; Madersbacher, H.; Melchior, H.; Schäfer, W.; Schwenzer, T.; Stöckle, M.: Randomized, double-blind, multicenter trial on treatment of frequency, urgency and incontinence related to detrusor hyperactivity: Oxybutinin versus propantheline versus placebo. Journal of Urology 145, 813–817, 1991

Tingelstad, J.B.: The cardiotoxicity of the trycyclics. Journal of the American Academy of Child and Adolescent Psychiatry 30, 845–846, 1991

Tress, W.; Junkert-Tress, B.: Erkenntnistheoretische Grundlagen und Probleme der psychotherapeutischen Medizin. In Ahrens, S.: Lehrbuch der psychotherapeutischen Medizin. Stuttgart: Schattauer, 71–76, 1997

Varlam, D.E.; Dippel, J.: Non-neurogenic bladder and chronic renal insufficiency in childhood. Pediatric Nephrology 9, 1–5, 1995

Van der Plas, R.N.; Benninga, M.A.; Büller, H.A.; Bossuyt, P.M.; Akkermanns, L.M.; Redekop, W.K.; Taminiau, J.A.: Biofeedback training in treatment of childhood constipation: a randomised controlled study. Lancet, 348, 776–780, 1996

Vestergaard, P.; Rasmussen, P.V.; Kirk, J.; Rittig, S.; Djurhuus, J.C.: Fluid-provoked enuresis-like episodes in healthy children. Scandinavian Journal of Urology and Nephrology, Suppl. 173, 63–64, 1995

Vincent, S.A.: Postural control of urinary incontinence. Lancet 2, 631–632, 1966

Watanabe, H.; Azuma, Y.: A proposal for a classification system based on overnight simultaneous monitoring of electroencephalography and cystometry. Sleep 12, 257–264, 1989

Watanabe, H.: Sleep patterns in children with nocturnal enuresis. Scandinavian Journal of Urology and Nephrology, Suppl. 173, 55–57, 1995

Weir. K.: Night and day wetting among a population of three-year-olds. Developmental Medicine and Child Neurology 24, 479–484, 1982

Wille, S.: Primary nocturnal enuresis in children. Background and treatment. Diss. Univ. Lund, Schweden, 1994a

Wille, S.: Nocuturnal enuresis: sleep disturbance and behavioral patterns. Acta Paediatrica 83, 772–774, 1994b

Wolf, U.: The genetic contribution to the phenotype. Human Genetics 95, 127–148, 1995

Wolfish, N.M.; Pivik, R.T.; Busby, K.A.: Elevated sleep arousal thresholds in enuretic boys: clinical implications. Acta Paediatrica 86, 381–384, 1997

Wood, C.M.; Butler, R.J.; Penney, M.D.; Holland, P.C.: Pulsatile release of arginine vasopressin (AVP) and it's effect on response to desmopressin in enuresis. Scandinavian Journal of Urology an Nephrology, Suppl. 163, 93–101, 1994

World Health Organisation: The ICD-10 classification of mental and behavioural disorders – diagnostic criteria for research. Genf, 1993

Yazbeck, S.; Schick, E.; O'Regan, S.: Relevance of constipation to enuresis, urinary tract infection and reflux – a review. European Urology 13, 318–321, 1987

Young, M.H.; Brennen, L.C.; Baker R.D.; Baker, S.S.: Functional encopresis: Symptom reduction and behavioral improvement. Journal of Developmental and Behavioral Pediatrics 16, 226–232, 1995

Sachverzeichnis

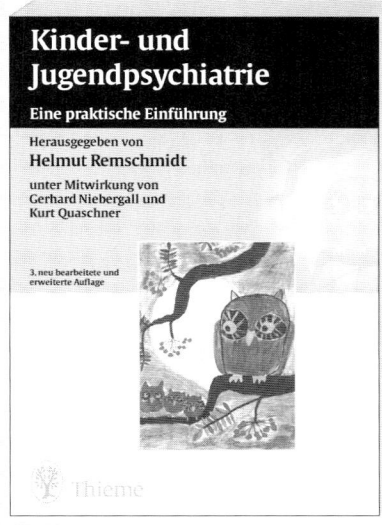
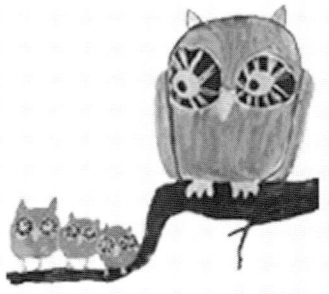
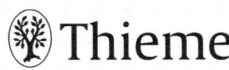

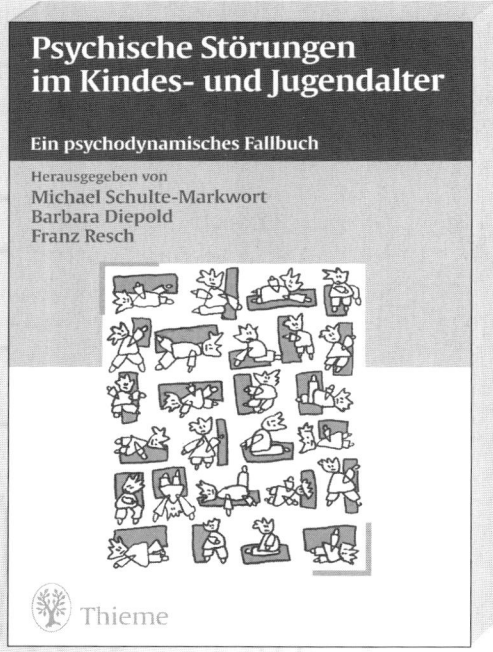
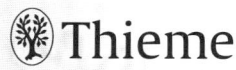